決定版 眼がどんどんよくなる

ハロルド・ペパード
高木長祥／横山博行 訳

青春出版社

はじめに

『ペパード博士の新発見　眼がどんどんよくなる』（ハロルド・ペパード著、小社刊）は、眼が本来もっている機能を回復させるトレーニングを紹介することで、「視力は回復しない」が定説だった眼科医界の常識を打ち破り、1975年の初版から130万部の大ベストセラーとなりました。

この本を訓練の方法に重点を置いて再編集した『【特訓版】眼がどんどんよくなる』も、トレーニングの方法を豊富なイラストで図解し、実用性を高めて約20万部のベストセラーとなりました。『眼がどんどんよくなる』シリーズが子どもから大人、高齢者まで、広い世代に長い間、愛読されたのは、近視、遠視、老眼、白内障など様々な症状に対応していたためです。

本書は、この『【特訓版】眼がどんどんよくなる』の本のサイズを大きくし、より見やすく、よりわかりやすい「決定版」として再編集したものです。

子どもの視力低下や、ご自身の見えづらさでお悩みの方は、ぜひ本書を読み、トレーニングしてください。なお、近視や遠視・老眼はもとより、特に白内障や緑内障などは軽重のある疾患であるため、必ず医者の診断を併せて受けるようにしてください。

編集部

本書の使い方

本書では、視力チェックのために、掲載されている図や表を使用します。

適宜、該当ページの「スネーレン試視力表」や「チェック用目標」をコピーして使用してください。
また、正しい結果を得るために、コピーの際には必ず拡大や縮小をせず、等倍でコピーしてください。

また、P52〜61で解説する「五大基礎訓練①〜⑤」は、様々な眼の疾患に対して効果が期待できるため、基本としてすべての訓練において登場します。
その際、手順は省いてありますので、詳しい解説はP52〜61で確認して訓練してください。

【決定版】眼がどんどんよくなる
もくじ

はじめに 3

本書の使い方 4

第1章

裸眼をあきらめない！

あなただけの
視力回復プログラムが作れる

最短の効果が出る"度""見え方"の9大チェック

はじめるまえに 12

あなたの眼はホントに近視？ 13

CHECK**1** あなたの視力が十分かどうかを確認します 14

CHECK**1** 判定 16

CHECK**2** あなたの眼が疲労性かどうかを確認します 17

CHECK**2** 判定 20

CHECK**3** あなたの眼が近視かどうかを確認します 21

CHECK**3** 判定 25

CHECK**4** あなたの眼が正乱視かどうかを確認します 26

CHECK**4** 判定 29

CHECK**5** あなたの眼が不正乱視かどうかを確認します 30

5

CHECK **5** 判定 33

CHECK **6** あなたの眼が遠視かどうかを確認します 34

CHECK **6** 判定 36

CHECK **7** あなたの眼が老眼かどうかを確認します 37

CHECK **7** 判定 39

CHECK **8** あなたの眼が白内障かどうかを確認します 40

CHECK **8** 判定 41

CHECK **9** あなたの眼が緑内障かどうかを確認します 42

CHECK **9** 判定 43

第2章

近視・乱視・遠視・老眼・白内障…らくらく回復マニュアル

みるみるハッキリ見えてくる
ペパード博士の特訓法

150万人に愛された実証トレーニング

症状別訓練のまえに眼の緊張を取り除く 46

COLUMN エクササイズが大切なワケ 50

近視回復訓練

近視訓練 **1** 五大基礎訓練をおこなう 52

五大基礎訓練❶ マバタキをする 52

五大基礎訓練❷ 中心固視をする 54

五大基礎訓練❸ 視点移動をする 56

五大基礎訓練❹ 身体回転をする 58

五大基礎訓練❺ 試視力表を読む 60

近視訓練 **2** 五大基礎訓練❷（中心固視）を重点的にする 62

近視訓練 **3** 五大基礎訓練❹（身体回転）と❺（試視力表を読む）を
くりかえしする 64

近視訓練 **4** 五大基礎訓練❹（身体回転）を重点的におこなう.......65

近視訓練 **5** メガネをはずして運動する 66

近視訓練 **6** 眼の日光浴をする 67

近視訓練 **7** 本を逆さにもって読む...68

乱視回復訓練

乱視訓練 **1** 五大基礎訓練をおこなう......................................70

乱視訓練 **2** 水平（垂直・斜め）方向の視点移動をする 72

COLUMN 近視性乱視、遠視性乱視の人のために 73

乱視訓練 **3** 近視性乱視の人のための訓練.................................74

乱視訓練 **4** 遠視性乱視の人のための訓練.................................78

遠視回復訓練

遠視訓練 **1** 五大基礎訓練をおこなう......................................80

遠視訓練 **2** マバタキをしながら文字を読む.............................82

遠視訓練 **3** できるだけ小さな活字を読む.................................84

遠視訓練 **4** 五大基礎訓練❺（試視力表を読む）をおこなう 86

老眼回復訓練

老眼訓練 **1** 五大基礎訓練をおこなう......................................88

もくじ　7

老眼訓練 2 試視力表を読む訓練をする 90

老眼訓練 3 小さな活字を読む 92

COLUMN 老眼訓練3の小さな活字が読めない人のために 94

老眼訓練 4 本を逆さにもって読む 96

COLUMN 毎日30分〜1時間が目安！ 97

COLUMN 老眼訓練これだけは注意しよう！ 98

白内障回復訓練

白内障訓練 1 掌で眼をかくす 100

白内障訓練 2 五大基礎訓練をおこなう 102

COLUMN 白内障で注意すること 104

緑内障回復訓練

緑内障訓練 1 五大基礎訓練をおこなう 106

緑内障訓練 2 五大基礎訓練❹（身体回転）をする 108

緑内障訓練 3 熱い湯に浸したタオルを眼にあてる 109

緑内障訓練 4 掌で眼をかくす 110

COLUMN 緑内障から眼を守るために 112

斜視回復訓練

斜視訓練 1 五大基礎訓練をおこなう 114

斜視訓練 2 眼帯をかける 116

斜視訓練 3 近視訓練を併用する 117

斜視訓練 4 遠視訓練を併用する 120

第3章

生活習慣で視力回復

知らずに眼を悪くしていた恐い常識

視力を守る、眼を疲れさせないための24時間の知恵

この方法でなぜ視力が回復するのか..122

病気のときは眼も弱っている 124

排泄が眼に与える大きな意味 125

「睡眠＝緊張がとれる」とは限らない 127

本を読んではいけない時間がある 128

電車の中では眼を休ませる 129

眼を悪くしない読書の姿勢 129

眼にいい姿勢はこんなイスから 131

斜め読みなら読まない方がいい 133

あかりは右と左どちらに置くか 133

机に置くガラス板は疲労の原因 134

テレビを見るときの部屋の明るさ 135

テレビは離れすぎても悪影響 136

太陽の光が眼を強くする 137

サングラスは機能性を重視 139

まぶしくてつらいときの眼の守り方 139

運転時、眼に最適な3つのポイント 140

2本観ても疲れない映画の見方 142

洗眼は眼の抵抗力を弱める 143

目薬が害になる場合 143

頭痛の原因は眼と思いこんでいないか 144

たかがマバタキ、といえない効能 145

眼を強く開閉すると筋肉が鍛えられる？ 146

ぼんやり見続けると眼の能力はこう落ちていく 147

毎日効果が見えてくる視点反復運動 148

遠くを見るときは視点移動を忘れない 149

眼を細めて見る悪影響は大きい 151

不安定な心こそ眼を悪くしていく 152

第1章

> 裸眼をあきらめない！

あなただけの
視力回復プログラムが
作れる

最短の効果が出る
"度""見え方"の9大チェック

はじめるまえに

まずはメガネを
はずしてください

これから述べる、あなたの眼をチェックするための方法は、必ずメガネをはずしてからおこなうようにしてください。メガネやコンタクトレンズといった視力矯正器具をしていては、あなたのいまの眼の状態を正確に判断できないからです。

また、2章の訓練もメガネをはずしておこないます。なぜなら、メガネは視力を回復させる道具ではないからです。本書では、眼が本来もっている能力を回復させるために、メガネははずしてトレーニングをおこないます。

この本の中にあるテストや訓練のすべてがメガネをはずしておこなうという前提になっているのです。これは私とあなたとの最大の約束ごとです。

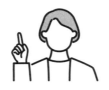

あなたの眼はホントに近視?

1人でできる
眼のチェック9

あなたの眼が、いまどのような状態にあるのかをチェックしてみましょう。どのチェックも、あなたの部屋で一人で簡単にできます。

若い人の場合、物がよく見えないからという理由で、本当は遠視なのに近視と判断していたり、乱視の症状を見落としていたりという間違いが、よくあります。

判定から正しい状態を把握し、それぞれのチェックで指示してある訓練に進んでください。複数の症状がある人は、すべての訓練をおこなってください。当然メガネは、はずしてからですよ。

CHECK 1 あなたの視力が十分かどうかを確認します

3メートル離れても読み取れるか

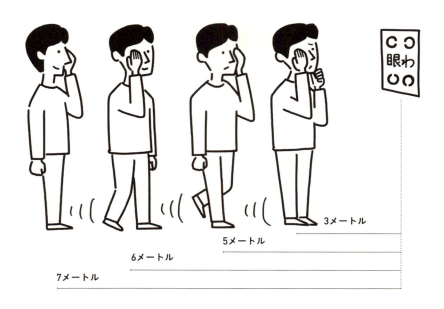

次のページをコピーして、7メートル離れた位置から左右の眼がそれぞれ読み取れる位置まで徐々に近づいていく。
文字や記号をどのくらい離れたところから読み取ることができるか？

❶ 7メートル離れたところから。

❷ 6メートル離れたところから。

❸ 5メートル離れたところから。

❹ 3メートル以内に近づいても読み取ることができない。

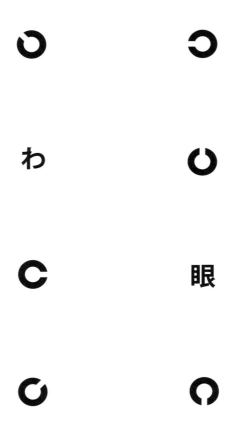

このページをコピーして使用してください

第1章 あなただけの視力回復プログラムが作れる

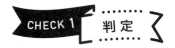

近視の人の典型的な見え方

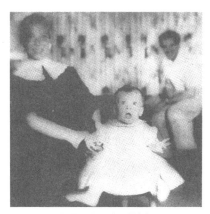

BJE "Vision"の項より

❶ あなたの視力は、1.5です。

❷ のあなたの視力は、1.2です。

❸ のあなたの視力は、1.0です。

❹ のあなたの視力は、0.6以下の近視です。
51ページの訓練に進んでください。

CHECK 2 あなたの眼が疲労性かどうかを確認します

視点をパッと変えたときどう見えるか

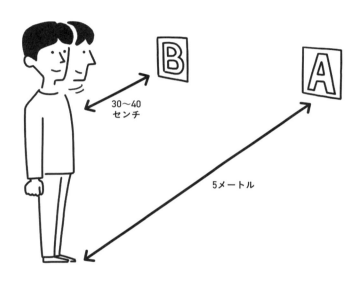

18〜19ページの目標Aと目標Bをコピーして中央で切る。
次に自分から5メートル距離がとれるところに目標Aを置く。
目標Bは自分から30〜40センチのところにAと重ならないよう並行におく。これで準備完了。

まず、目標Bを読み、おわったらパッと瞬間的に目標Aに視点を移す。このとき、Aはどう見えるか。

❶ はっきりと見える。

❷ はっきり見えるまで1、2秒かかる。

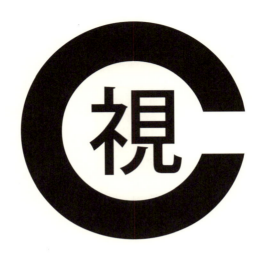
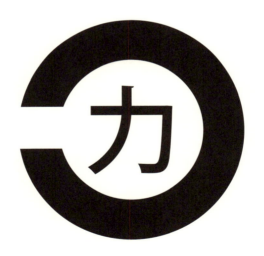

目標A

このページをコピーして使用してください

眼がどんどんよくなる

目標B

このページをコピーして使用してください

第1章 あなただけの視力回復プログラムが作れる

CHECK 2　判定

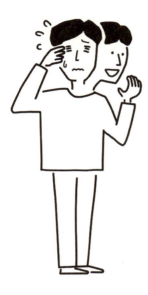
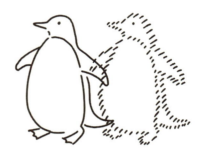

❶ はっきり見えたあなたの眼は、健康です。

❷ はっきり見えるまで1、2秒かかったあなたの眼は、疲労して見づらくなっている可能性があります。
46ページのエクササイズに進んでください。

あなたの眼が疲労しているということは、緊張しているということです。目にストレスがかかっているため、瞬間的な視点移動で焦点を合わせることができません。46ページのエクササイズを実践して、眼の緊張を取り除いてください。

CHECK 3 あなたの眼が近視かどうかを確認します

ちがう距離の物が
同時にはっきり見えるか

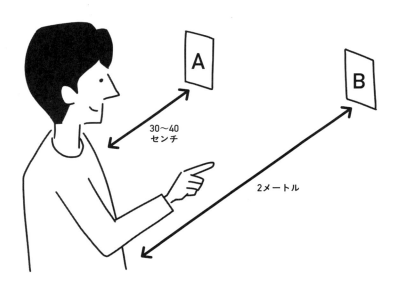

22ページのゾウ（目標A）と23ページのキリン（目標B）をコピーして中央で切りとり、どちらか一枚をあなたから40センチのところに置き、もう一枚を2メートル離れたところに置く。

そしてこの二つを同時に眼でとらえてください。このとき、二つはどう見えるか。

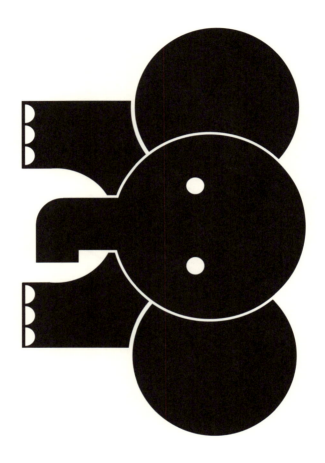

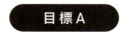

目標A

このページをコピーして使用してください

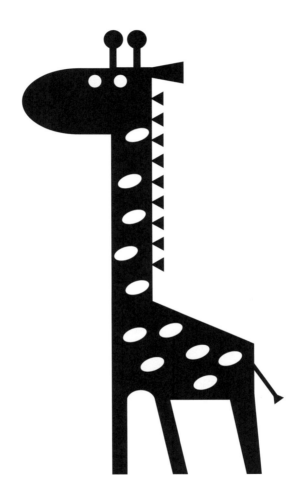

目標B

このページをコピーして使用してください

第1章 あなただけの視力回復プログラムが作れる

違う距離のゾウとキリンが どのように見えたか

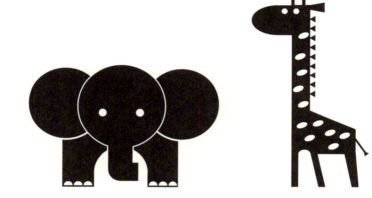

❶ ぼけることなく、両方に焦点があう。

❷ 近くのページはよく見えるが、
　遠くのページはぼけて見えない。

❸ 両方のページとも焦点があわない。

CHECK 3　判定

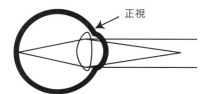

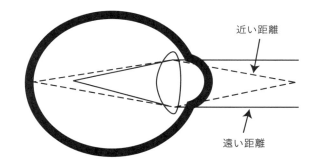

❶ のあなたの眼は、健康です。

❷ のあなたの眼は近視眼です。
51ページの訓練に進んでください。

❸ のあなたの眼は近視眼だけでなく、乱視、遠視の可能性もあります。
26ページからの眼のチェック4・5・6をおこなってください。
また、51ページからの訓練を必ず実践するようにしましょう。

CHECK 4　あなたの眼が正乱視かどうかを確認します

3メートル離れて
太く見えるところがあるか

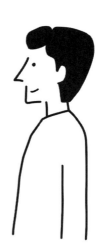

次のページのテストカードは、「正乱視」を見きわめるものです。
これをコピーして3メートル離れたところに置き、正視してください。
このときテストカードは、あなたの眼にどのように映りますか？

※正乱視とは、角膜の表面が一定の方向に歪みを生じたもの。ふつうは乱視といえば正乱視のことを指します。

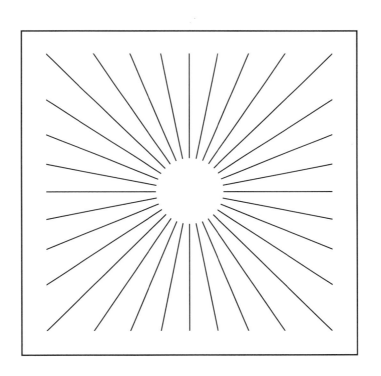

テストカードで
太く見えるところがあるか

❶ 太さに違いがない

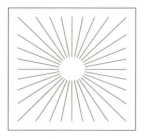

あなたの眼は
正常です。

❷ 上下が太く見える

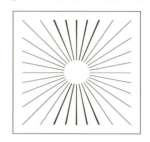

あなたの眼は
正乱視の直乱視です。

❸ 左右が太く見える

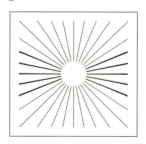

あなたの眼は
正乱視の倒乱視です。

❷ 斜めが太く見える

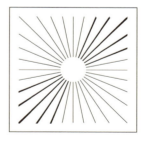

あなたの眼は
正乱視の斜乱視です。

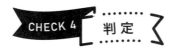

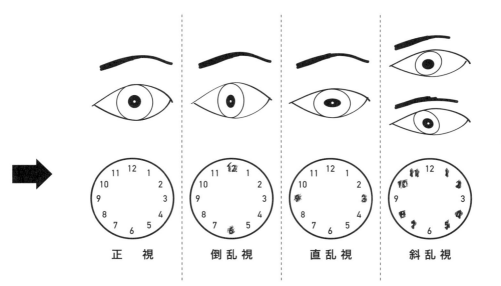

❷❸❹のあなたは、
69ページの訓練に進んでください。

（※編集部注）倒乱視とは横方向に、直乱視は縦方向に、斜乱視は斜め方向に、角膜や水晶体が歪んでいる状態です。歪んでいる方向はぼやけて見えます。

CHECK 5 あなたの眼が不正乱視かどうかを確認します

3メートル離したら
どんな形に見えるか

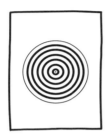
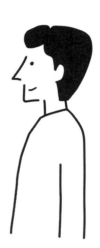

次のページのテストカードは、主に不正乱視を検査するプラチード氏角膜計です。

これをコピーして3メートル離れたところに置いたとき、あなたの眼にはどのように映りますか？

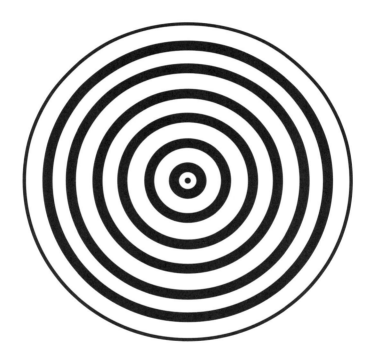

第1章 あなただけの視力回復プログラムが作れる　31

テストカードでどのように見えたか

❶ 正常に見える

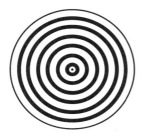

あなたの眼は正常です。

❷ ゆがんで見える

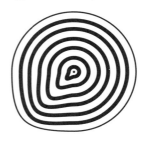

あなたの眼は不正乱視です。

❸ にじんで見える

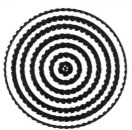

あなたの眼は不正乱視です。

❹ つぶれて見える

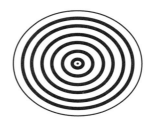

あなたの眼は正乱視です。69ページの訓練に進んでください。

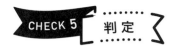

乱視の人の典型的な見え方

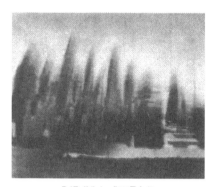

BJE "Vision"の項より

本来の検査では、診断者を必要としますが、本書では自分で判断できるようにしました。

❷❸の不正乱視と判定された方は、角膜に凹凸や傷がついていることもあります。
眼科医のもとで適切な処置を受け、傷等を治してから訓練をしてください。

CHECK 6 あなたの眼が遠視かどうかを確認します

虫メガネで5メートル先を見ると
(40歳未満の人のためのチェックです)

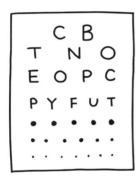
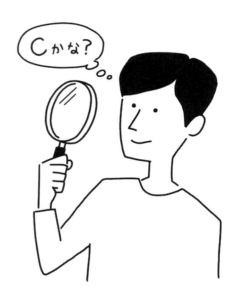

155ページのスネーレン試視力表を5メートル離れた位置から読んでください。「自分は正常な眼だ」と信じている人には、すべての文字がはっきりと見えるでしょう。次に度の軽い老眼鏡か虫メガネを眼にあてて、同じように試視力表を見てください。このとき、どのように見えますか？

❶ 裸眼のときと同じようにはっきり見える。
❷ 眼の前がぼやけてしまう。

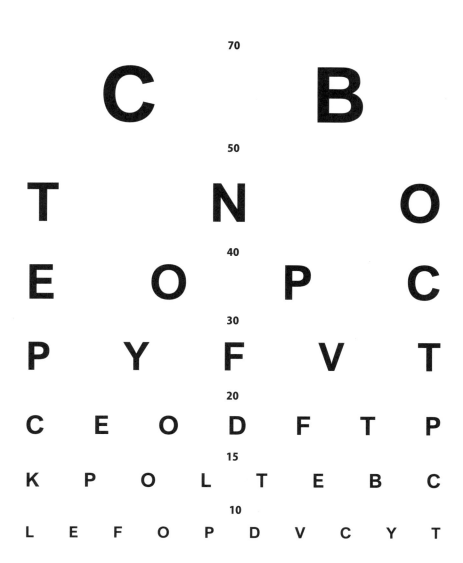

スネーレン試視力表

実際の訓練には、155ページのスネーレン試視力表を使用します。

第1章 あなただけの視力回復プログラムが作れる

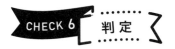

遠視の人の典型的な見え方

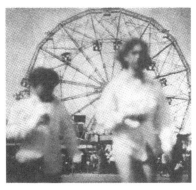

BJE "Vision"の項より

❶ のあなたの眼は遠視です。
79ページの訓練に進んでください。

❷ のあなたの眼は遠視ではありませんが、このとき近視のメガネをあてたら見えたという人は、近視眼です。
51ページの訓練に進んでください。

CHECK 7 あなたの眼が老眼かどうかを確認します

時刻表の文字を近くで読めるか

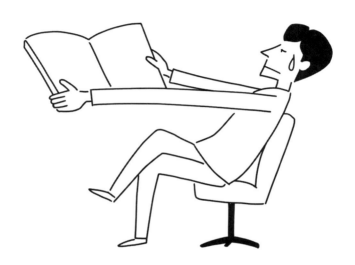

次のページの時刻表の文字と数字を判読します。本書を両手に持ち、眼から徐々に離してゆき、どの位置で文字と数字がはっきり見えたかをチェックします。（老眼は40歳以上の人にあらわれる症状ですが、このチェックは40歳以下の人もおこなってください）

❶ 30センチ離すと読むことができないが、
　近づけると読める。

❷ 40センチ以上離さないと読むことができない。

❸ 気がつくと、腕を伸ばしきっていた。

❹ 眼から徐々に離していき、
　どの距離でもはっきり判読できる。

km	駅名																			
0.0	有楽町	発	‥	‥	‥	‥	‥	‥	‥	‥	‥	443	‥	504	‥	‥	‥	538	‥
3.6	大森	〃	‥	‥	‥	‥	‥	‥	‥	‥	‥	447	‥	506	‥	‥	‥	540	‥
6.1	大船	〃	‥	‥	‥	‥	‥	‥	‥	‥	‥	449	‥	508	501	‥	‥	542	‥
8.0	陽光	〃	‥	‥	‥	‥	‥	‥	‥	‥	‥	452	‥	511	504	‥	‥	544	‥
11.0	新杉	〃	‥	‥	‥	‥	‥	‥	‥	‥	‥	455	‥	514	507	‥	‥	548	‥
12.5	磯子	〃	‥	‥	‥	‥	‥	‥	‥	445	455	458	‥	516	509	‥	‥	552	‥
15.6	根岸	〃	‥	‥	‥	‥	‥	‥	‥	449	457	500	‥	520	511	‥	‥	554	‥
17.1	鶴見	〃	‥	‥	‥	‥	‥	‥	‥	451	500	503	‥	523	513	‥	‥	556	‥
18.3	生麦	〃	‥	‥	‥	‥	‥	‥	‥	454	502	505	‥	528	516	‥	‥	601	‥
19.1	本郷台	〃	‥	‥	‥	‥	429	‥	‥	457	504	507	‥	531	519	‥	‥	605	603
20.1	山手	〃	‥	‥	‥	‥	431	‥	‥	500	506	509	‥	534	521	‥	‥	610	608
22.1	桜木町	〃	‥	‥	‥	‥	433	‥	‥	502	509	446	512	537	525	‥	‥	612	610
23.9	湘南台町	〃	‥	‥	‥	‥	436	‥	‥	505	512	448	515	516	540	528	548	614	612
26.1	石川町	〃	‥	‥	‥	‥	438	‥	‥	507	514	451	517	518	543	533	552	616	614
29.2	新子安	〃	‥	‥	‥	432	440	‥	‥	509	518	454	521	522	547	536	555	619	617
32.7	西川崎	〃	‥	‥	‥	435	445	‥	‥	511	521	457	524	525	550	539	557	621	619
36.5	川田	〃	‥	‥	422	437	448	‥	‥	514	526	459	529	530	552	542	560	622	620
39.5	蒲田	〃	‥	424	425	439	450	‥	517	529	502	532	533	555	545	605	621	624	622
41.7	大鳥居	〃	‥	424	453	427	441	519	532	504	535	536	600	548	607	623	626	624	
44.1	目黒	〃	‥	426	456	429	442	523	535	506	538	539	602	552	611	625	628	626	
46.3	関内	〃	‥	427	498	431	443	526	538	508	541	542	606	555	613	628	631	629	
47.8	田端	〃	‥	429	500	433	447	531	541	511	544	545	608	557	615	631	634	632	
49.0	東田	〃	‥	431	504	435	449	534	545	514	548	549	610	560	617	632	635	633	
50.1	浮間船渡	〃	‥	434	507	438	452	537	548	515	552	612	619	635	638	636			
50.9	大宮	〃	‥	437	508	440	455	540	550	520	553	554	614	607	623	638	641	639	
51.5	田町	〃	‥	439	510	442	459	543	553	523	556	557	618	611	626	641	644	642	
52.2	東京	〃	‥	441	512	444	501	546	598	528	601	602	620	613	640	642	643		
52.9	横浜	〃	431	442	517	447	506	550	600	531	603	604	625	615	644	646	649	647	
53.9	東神奈川	〃	433	443	519	449	510	553	604	534	607	608	617	628	650	653	651		
54.5	鴬谷	〃	429	435	447	522	452	515	606	537	609	610	629	619	649	651	654	652	
55.6	神田	〃	431	438	449	524	455	520	558	608	540	611	612	632	623	653	656	656	
56.7	新橋町	〃	433	440	452	527	459	525	603	610	543	613	635	625	656	658	661	659	
57.2	浜松町	〃	436	442	455	529	501	529	605	612	547	615	616	639	630	659	661	664	662
58.0	上野	〃	438	447	459	531	506	539	609	616	550	619	641	633	701	703	704		
59.7	大崎	〃	440	450	501	533	510	539	611	618	552	621	622	643	634	703	705	708	706
60.8	南浦和	〃	445	452	506	535	514	544	613	623	556	627	648	637	705	707	710	708	
61.3	浦里	〃	448	455	510	537	519	549	619	626	600	629	630	650	640	707	709	712	710
62.3	品川	〃	450	458	515	540	521	551	617	627	602	630	631	653	644	709	711	714	712
63.7	王子	〃	453	500	520	545	524	559	621	630	606	633	637	646	710	712	715	713	
64.1	西日暮里	〃	456	502	525	549	527	600	623	633	608	636	637	699	648	713	715	718	716
66.7	秋葉原	〃	498	506	529	551	530	602	628	637	610	640	641	704	653	716	718	721	719
67.2	御茶ノ水	〃	500	509	534	553	533	605	631	639	612	642	643	708	655	720	722	725	723
68.7	東十条	〃	504	510	539	555	537	606	632	641	614	644	645	710	658	724	726	729	727
70.6	大井町	〃	507	512	544	556	539	608	635	646	618	649	650	713	702	727	729	732	730
71.3	川口	〃	508	514	549	557	541	610	638	648	620	651	652	715	704	729	731	734	732
72.6	川越	〃	510	519	551	600	544	612	642	651	625	654	655	718	709	730	732	735	733
73.4	北浦和	〃	512	521	559	603	548	615	644	655	628	658	659	720	713	732	734	737	735
74.8	御徒町	〃	517	524	600	605	551	619	646	697	629	700	701	722	715	734	736	739	737
75.1	東大宮	〃	519	526	602	607	553	621	702	632	705	706	725	718	738	740	743	741	
76.9	浦和	〃	522	529	605	609	556	626	653	706	635	709	710	727	720	740	742	745	743
77.7	赤羽	〃	524	531	606	612	601	629	656	708	639	711	712	729	723	742	744	747	745
78.5	与野	〃	527	533	608	614	603	630	660	711	641	714	715	731	725	745	747	750	748
80.4	与野	〃	529	535	610	615	607	633	702	713	643	716	717	733	727	749	751	754	752
81.2	上中里	着	531	537	612	617	609	636	707	716	648	719	720	735	729	751	753	756	754

CHECK 7 判定

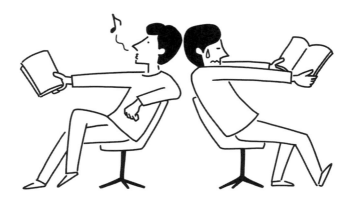

❶ のあなたは老眼ではありませんが、近視眼です。
  51ページの訓練に進んでください。

❷ のあなたは、残念ながら老眼です。
  87ページの訓練に進みましょう。

❸ のあなたは、自覚症状のない老眼です。
  ❷同様、87ページの訓練に進みます。

❹ のあなたの眼は、まだまだ若いようです。
  老眼ではありません。

このチェックで❷だったあなたは、ふだんから「眼を離さないと新聞や本を読むことができない」という自覚症状をもっているはずです。
❸だったあなたは、「文字が読みにくい」という自覚はあまりないはず。「気がついたら老眼になっていた」ということにならないためにも、87ページの訓練を必ず実践してください。

CHECK 8 あなたの眼が白内障かどうかを確認します

ふだんの眼の状態をチェック

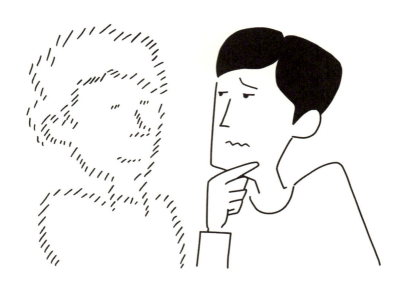

次の症状のうち、あなたに当てはまるものをすべてあげてください。

❶ 近くのものを見ると眼が疲れる。

❷ 人の顔がぼんやりかすんで見える。

❸ 老眼鏡をかけてもはっきり物が見えない。

❹ 眼を閉じてまぶたの上から眼球をさわると、以前よりかたい感じがする。

❺ 薄暗いところが以前よりよく見えるようになった。

CHECK 8　判定

白内障の人の典型的な見え方

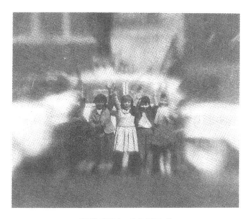

BJE "Vision"の項より

当てはまる項目が多ければ多いほど、あなたの眼が白内障である可能性が高いといえます。99ページのトレーニングを急いで実践してください。

ただし、初期は充血、痛みなどもないためわかりにくく、重い症状になると失明の危険もあるので、早めに医師の診察を受けるようにしてください。

CHECK 9 あなたの眼が緑内障かどうかを確認します

最近の眼の状態をチェック

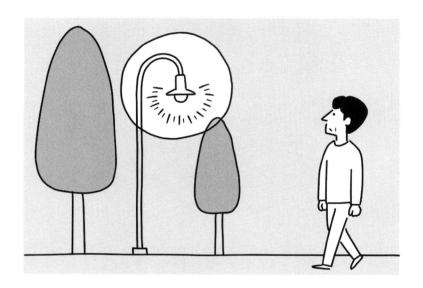

次の症状のうち、あなたに当てはまるものをすべてあげてください。

❶ 夜、光の周囲に緑や赤などに色のついた輪が見える。
❷ 眼がかすみ、疲れやすくなった。
❸ 視野が狭くなった。
❹ 眼を閉じてまぶたの上から眼球をさわると、以前よりかたい感じがする。

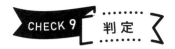

緑内障の人の典型的な見え方

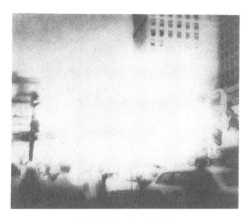

BJE "Vision"の項より

当てはまる項目が多ければ多いほど、あなたの眼が緑内障である可能性が高いといえます。まず、専門の眼科医に行って適切な措置を受け、その上で105ページのトレーニングをおこなってください。

緑内障は急激に痛みがおこったりします。また失明を誘発する恐ろしい眼疾患ですから、必ず医師の診察を受けるようにしてください。

第 2 章

近視・乱視・遠視・老眼・白内障…
らくらく回復マニュアル

みるみるハッキリ
見えてくる
ペパード博士の特訓法

150万人に愛された
実証トレーニング

症状別訓練のまえに 眼の緊張を取り除く

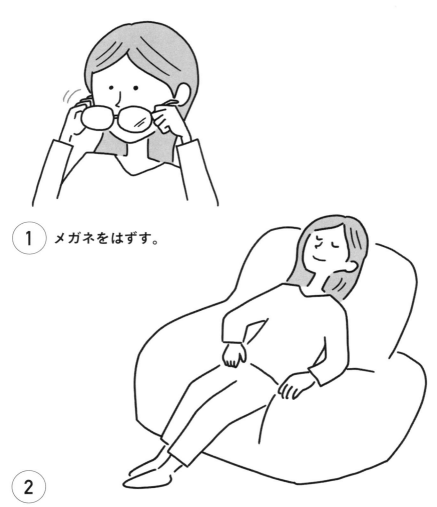

① メガネをはずす。

②
身体を楽にし、全身の筋肉をやわらげる。
深いソファに身を横たえたようなくつろいだ気分で、
心身ともに落ちついた気持ちになることが大切だ。

③ ストレスをとるために悩みごとなどもふくめ、すべての考えごとを忘れる。

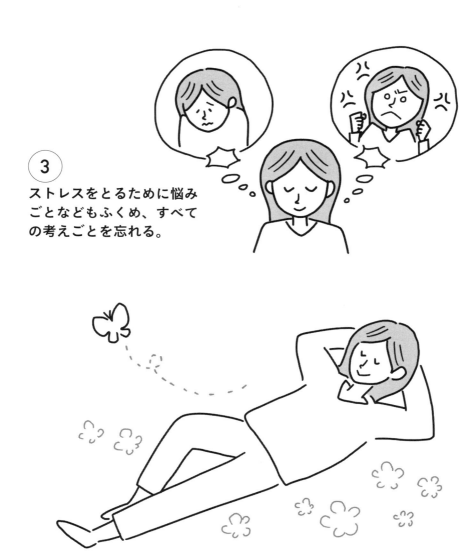

④ 顔の全筋肉、舌や口のあたりの筋肉を弛緩させる。口を開ける必要はないが、リラックスした気分になることが大切だ。

症状別訓練のまえに **眼の緊張を取り除く**

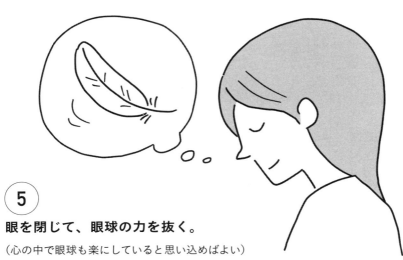

⑤
眼を閉じて、眼球の力を抜く。
（心の中で眼球も楽にしていると思い込めばよい）

⑥
自分の顔が全体に柔和な表情になっている、と頭の中で思うようにする。

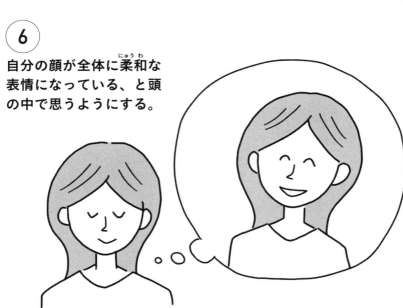

⑦ 特定のもの（たとえばテレビや時計など）を、"見よう"という意識を働かせずに眼を開ける。

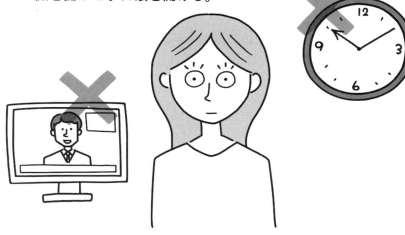

⑧ 視界に入るにまかせて眼球を動かしたり、物体を追いかけたりしない。

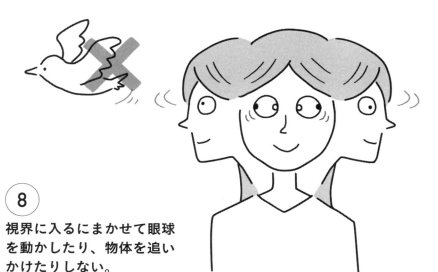

COLUMN

エクササイズが大切なワケ

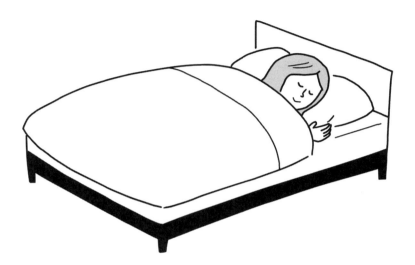

　自分の眼の状態が悪化しているという自覚症状のある人は、これらの方法を習慣づけるようにしてください。また健康な人も1日1回、寝るまえなどに同様の方法で緊張を取るようにします（疲れ眼が驚くほどなくなります）。これは私の実践理論である、"眼筋緊張"を取り除くための第一歩なのです。

　次のページからはじまる『症状別訓練』の前に、忘れずにやってください。眼の緊張をとるエクササイズをやるのとやらないのでは、訓練の効果に大きなちがいがあらわれます。

近視回復訓練

近視・近視正乱視・近視の斜視

近視訓練❶〜❼

をおこないます。

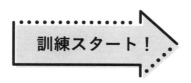
訓練スタート！

近視訓練 1 五大基礎訓練をおこなう

五大基礎訓練 1 マバタキをする

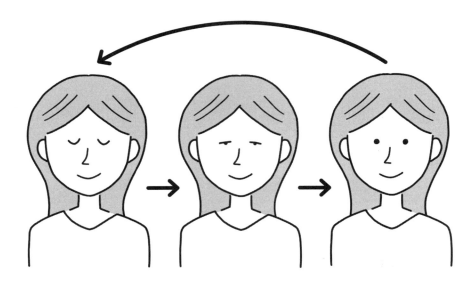

① 特別なマバタキではなく、普通の状態でする軽いマバタキをする。

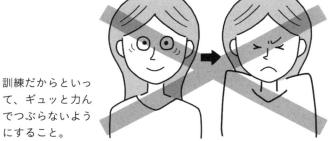

訓練だからといって、ギュッと力んでつぶらないようにすること。

五大基礎訓練について

これからまとめる「五大基礎訓練①〜⑤」は眼筋をリラックスさせ、休息を与えることを目的としています。

様々な眼の疾患に対して効果が期待できるため、基本としてすべての訓練においてくりかえし登場します。

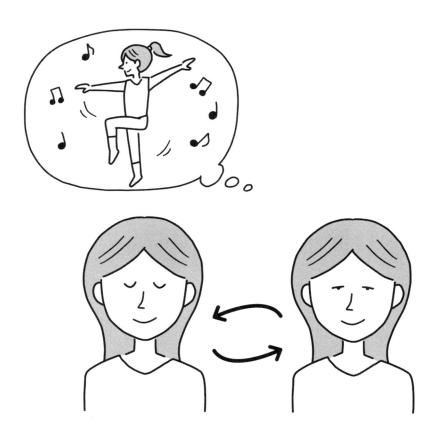

② 数は10秒間に2〜3回を目安にして、リズミカルなマバタキを心がける。

マバタキは眼の呼吸。エアロビクスの感覚で！

五大基礎訓練 ❷ 中心固視をする

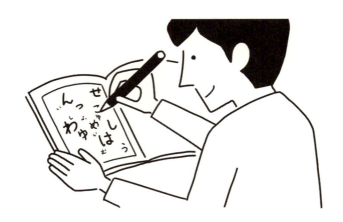

① 次のページにある文字にペン先をあて、文字を書くときと同じ状態（距離）でこれを見る。

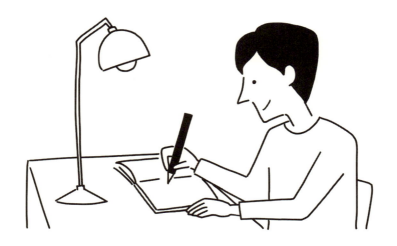

② このとき、文字やペン先を見ようと力んではいけない。
（楽な気分で眼がその一点をとらえている、という程度が好ましい）

③ 目安としては、1回に3〜5分間おこなうようにする。
五大基礎訓練 ❶でトレーニングした自然なマバタキを忘れないようにすること。

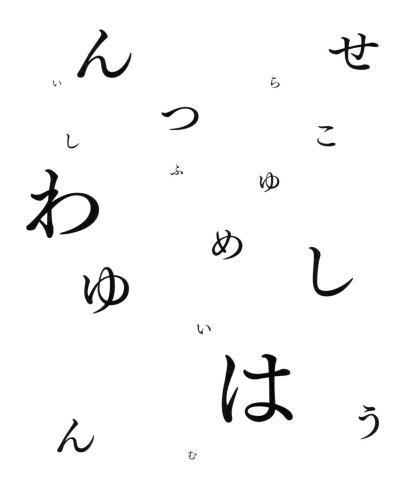

五大基礎訓練 ❸ 視点移動をする

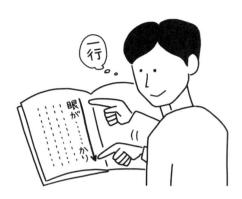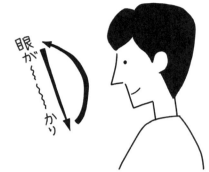

① 次のページにある文章の1行目だけをまず読む。

② 読みおわったら、行の先頭の文字（眼という文字）にもどる。
これを数回くりかえす。

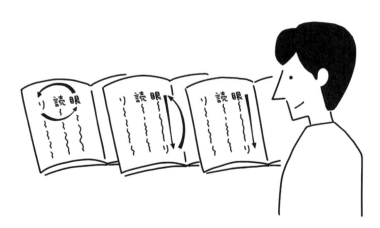

③ 次に、2〜3行はなれた先頭の文字（り、しという文字）を見たあと、再び最初の行の先頭の文字（眼という文字）を見ることをくりかえす。

眼がどんどんよくなるをしっかり読めば、あなたの落ちた視力をとりもどすことができます。毎日少しの時間でもかまいませんから、くりかえしトレーニングをするようにしましょう。簡単トレーニングでらくらく視力回復です。

④
すると①の先頭の文字（眼という文字）が、他の文字より明瞭に見えてくることを実感できるはずだ。
(ただしこの場合も、文字を読みとろうと緊張してはいけない)

これを毎日5～6分間おこなう。

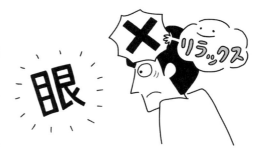

五大基礎訓練 ４
身体回転（ロングスイング）をする

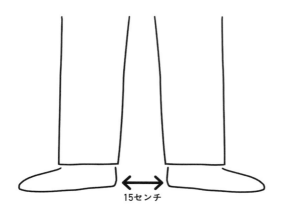

①
足を約15センチ開いて立つ。

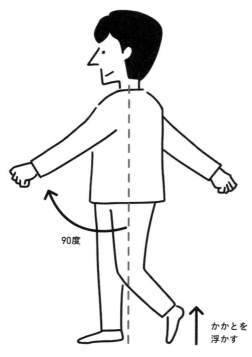

②
身体を右にまわし、同時に左足のかかとを浮かせる。頭や腕も身体の動きにあわせて右にまわす。
このとき身体と頭は90度の弧を描く。

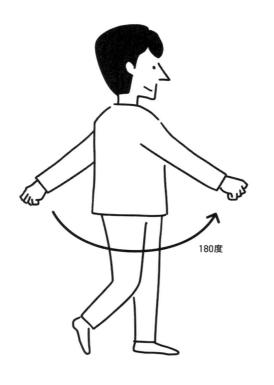

③

身体を左にまわし、同時に右足のかかとを浮かせる。頭や腕も②と同じようにまわし、②と交互にくりかえす。

180度

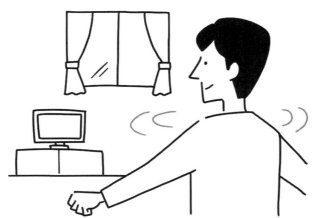

④

運動の間は、眼に入る光景を意識しないようにする。

1分間に15〜16回程度で、5分間おこなう。

五大基礎訓練 ❺ 試視力表を読む

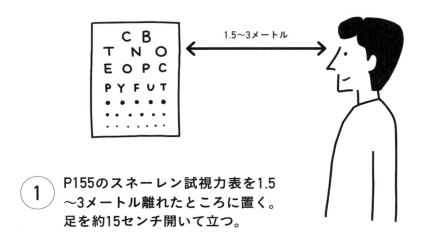

① P155のスネーレン試視力表を1.5〜3メートル離れたところに置く。足を約15センチ開いて立つ。

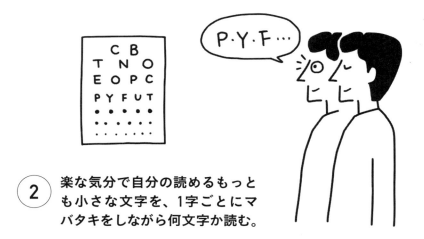

② 楽な気分で自分の読めるもっとも小さな文字を、1字ごとにマバタキをしながら何文字か読む。

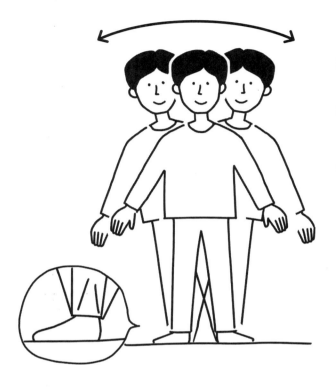

③

このとき身体を左右にゆっくり揺らす(スウェイング)。この状態で試視力表を5分間読む。

(「五大基礎訓練❹」とは異なり、かかとを浮かせないようにする)。

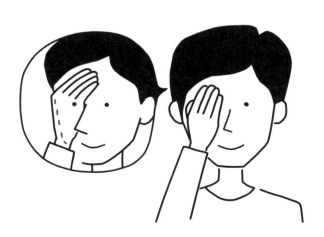

④

さらに、いっぽうの眼をまぶたに触れないように掌で目かくしをして、①~③を5分間ずつおこなう。

(このとき目かくしをした眼は、緊張させないために開けたままにする)

近視訓練 2

五大基礎訓練 ②（中心固視）を重点的にする

①

スネーレン試視力表の一番上の右端にある「B」を見る。

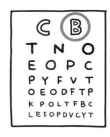
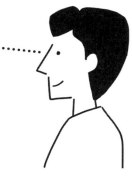

②

次に一番下の左端の「L」を見る。1字見るたびごとにマバタキをする。

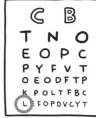
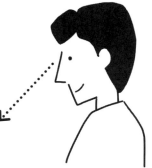

③

同じようにして最上段左端の「C」を見たあと、一番下の右端にある「T」を見る。

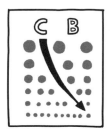
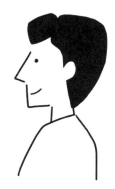

④

①〜③と同様に、最上段「B」→下から2段目「K」、最上段「C」→下から2段目「C」を見る。

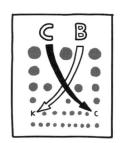

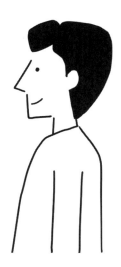

⑤

さらに「B」→「C」、「C」→「P」と交差させながら順番に読む。上から2段目まできたら、再び下へともどる。これをくりかえし、1分間おこなう。
さらに「身体回転」 P58 を3分間おこなう。

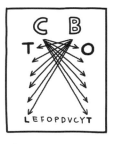

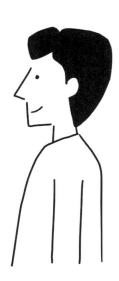

第2章 みるみるハッキリ見えてくるベバード博士の特訓法 63

近視訓練 3

五大基礎訓練 ④（身体回転）と ⑤（試視力表を読む）をくりかえしする

① 五大基礎訓練 ⑤ "試視力表を読む" (P60) をおこなう。

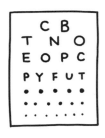 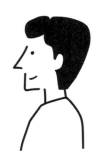

② 五大基礎訓練 ② "中心固視" (P54) と
五大基礎訓練 ④ "身体回転" (P58) をおこなう。

③ ①②の3つの訓練をそれぞれ5分間ずつ計15分間を
1セットとし、1日最低2セットの訓練をする。

はやく視力をとりもどしたい人や症状の悪化に悩んでいる人は、1日4セットの訓練をおこなうと効果的だが、疲れたと感じたら、そこで訓練を終了させる。

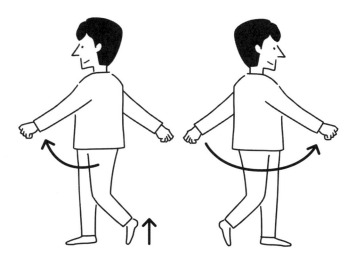

近視訓練 4 五大基礎訓練 ❹ (身体回転)を 重点的におこなう

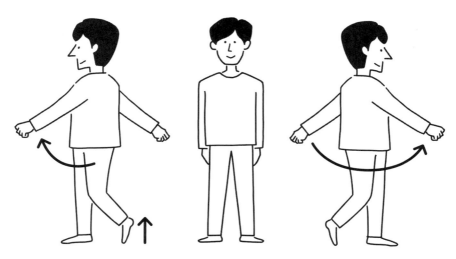

① 近視治療にもっとも役立つ訓練のひとつ、五大基礎訓練 ❹ "身体回転" P58 をおこなう。
ここでは、1分間で16往復を目安とする。

② 眼に入ってくる光景を意識しないようにすれば、眼はゆったりとした運動をつづけることができる。

眠っている間も、この運動が潜在意識の中でつづけられるため、大きな効果をあげられる。

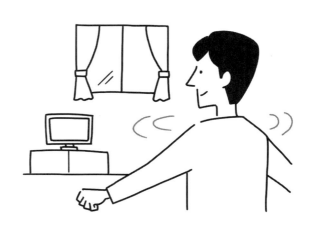

近視訓練 5　メガネをはずして運動する

動体視力（動いているものを見分ける眼の力）を要求される運動をする。
具体的には、テニスやバドミントン、バレーボールなどがよい。
ほかにも、野球（とくにバッティング）やバスケットボール、卓球などもよい。
これらのスポーツは、"中心固視"と"視点移動"を増進させるので効果的だ。

※メガネやコンタクトレンズをはずして運動する際は、ケガをしないように十分注意すること。

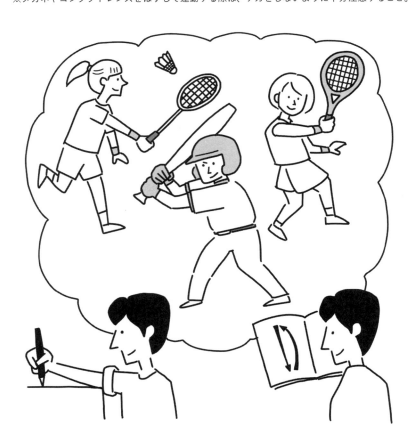

近視訓練 6 眼の日光浴をする

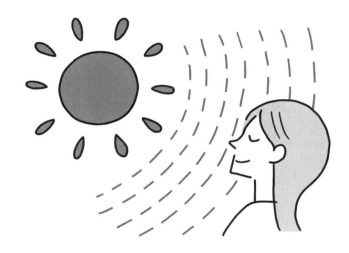

① 眼を閉じたまま太陽に向かう。これを1日5分間おこなう。絶対に太陽を直接見ないこと。

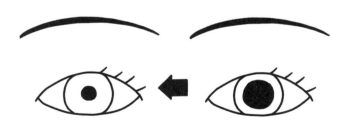

② 近視眼の人の瞳孔は、正常な人にくらべ広がっていることが多い。これを狭めることが眼の助けになる。

この訓練は、瞳孔を狭めるために太陽光線を利用するもので、非常に高い効果が期待できる。

近視訓練 7 本を逆さにもって読む

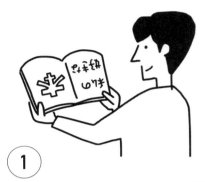

① 好きな本を眼から35センチ離して逆さにもつ。

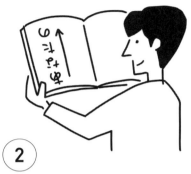

② 逆さにした本を下から読む（読む方向も下から上）。
このとき、1字ずつマバタキをしながら確実に読んでゆく。

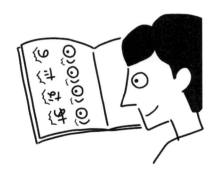

③ 長い文章でも読み流さず、1字ごとに区切って読む。
文脈から想像して読まないように注意すること。

④ ①〜③をくりかえすことによって、1字1字が区切られて眼に入るため、視点の移動が次から次へとつづき、これが正しい見方の流れとなり、視力回復に効果を発揮する。

乱視回復訓練

乱視のみの人

乱視訓練❶❷

近視性乱視の人

乱視訓練❶❷❸

遠視性乱視の人

乱視訓練❶❷❹

をおこないます。

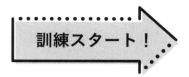

訓練スタート！

五大基礎訓練をおこなう

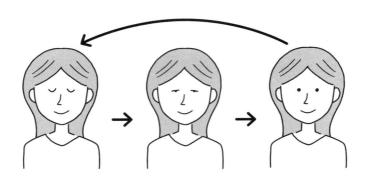

(1) 五大基礎訓練 ❶ "マバタキ" P52 をおこなう。

(2) 五大基礎訓練 ❷ "中心固視" P54 をおこなう。

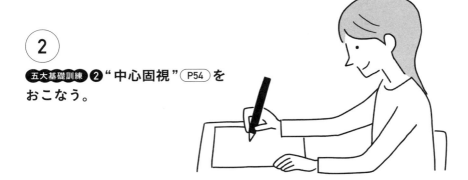

(3) 五大基礎訓練 ❸ "視点移動" P56 をおこなう。

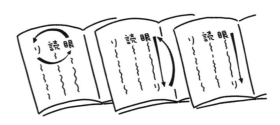

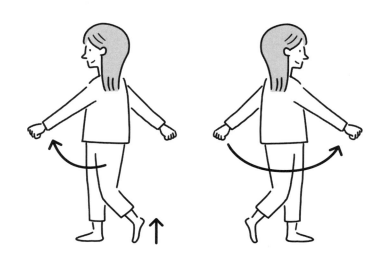

④ 五大基礎訓練 ❹ "身体回転" P58 をおこなう。

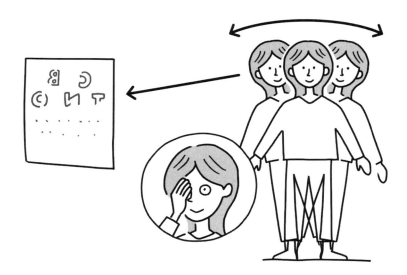

⑤ 五大基礎訓練 ❺ "試視力表を読む" P60 をおこなう。

乱視訓練 2　水平(垂直・斜め)方向の視点移動をする

眼のチェック4で❷だった人

五大基礎訓練 ❸ "視点移動" (P56)を水平方向にだけおこなう。
本を左右両方に90度たおして読む。

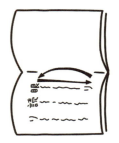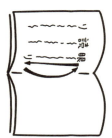

眼のチェック4で❸だった人

五大基礎訓練 ❸ "視点移動" (P56)を垂直方向にだけおこなう(基礎訓練3の方法)。

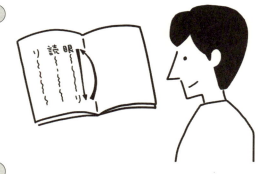

眼のチェック4で❹だった人

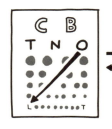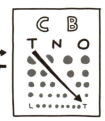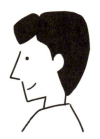

五大基礎訓練 ❸ "視点移動" (P56)を斜め方向にだけおこなう。
スネーレン試視力表の2段目右端「O」と一番下段左端「L」2段目左端「T」と一番下段右端「T」とを交互に見るようにする。

COLUMN

近視性乱視
遠視性乱視の人のために

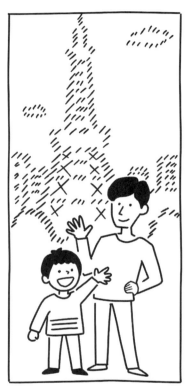
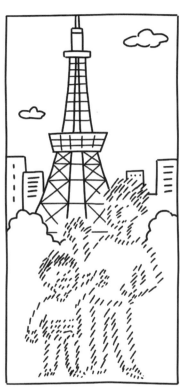

乱視には、近視性（近視＋乱視）と遠視性（遠視＋乱視）の2種類があるため、乱視の訓練以外に近視と遠視それぞれの症状に適した訓練を 併用しなければ、大きな効果は期待できない。
次ページからの訓練もおこなってください。

乱視訓練 3 近視性乱視の人のための訓練

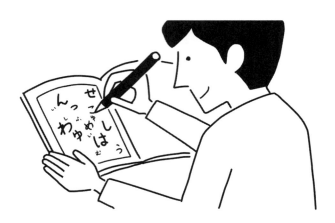

① 五大基礎訓練 ②"中心固視" P54 をおこなう。
マバタキを忘れずに。

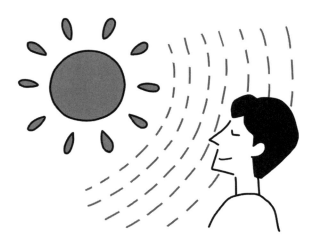

② 近視訓練 6"眼の日光浴をする" P67 をやる。
眼は必ず閉じておくことが重要だ。

3

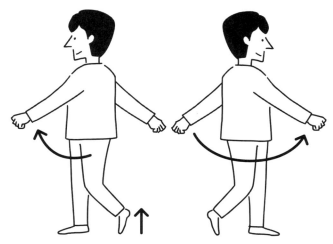

近視訓練 ❹の"五大基礎訓練❹を重点的におこなう"(P65)をする。

これは近視治療に効果が高いトレーニングだ。

4

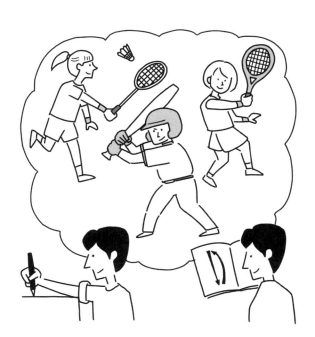

近視訓練 ❸の"メガネをはずして運動する"(P66)をやる。

動体視力(動いているものを見分ける眼の力)を要求される運動は、"中心固視"と"視点移動"を増進させるため効果的だ。

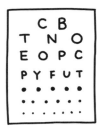
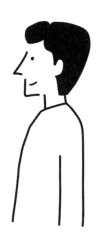

5 五大基礎訓練 ❺ "試視力表を読む" P60 をおこなう。

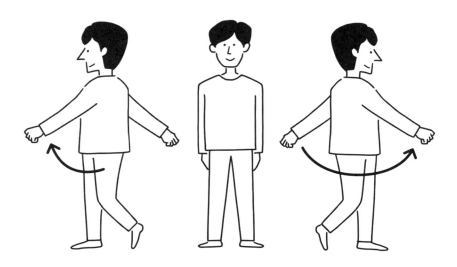

6 五大基礎訓練 ❹ "身体回転" P58 をおこなう。

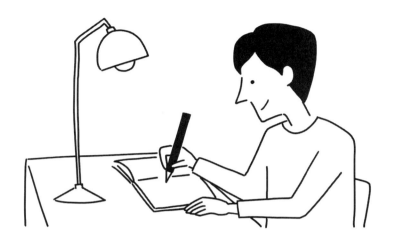

⑦ 五大基礎訓練❷ "中心固視" P54 をおこなう。
⑤〜⑦を各5分間ずつの15分を1セット として、1日最低2セットの訓練をおこなう。

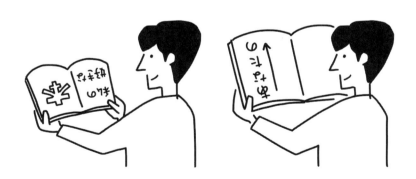

⑧ 近視訓練 ⑦の "本を逆さにもって読む" P68 をする（長い文章も読み流さず、1字ごとに区切ること）。

乱視訓練 4 遠視性乱視の人のための訓練

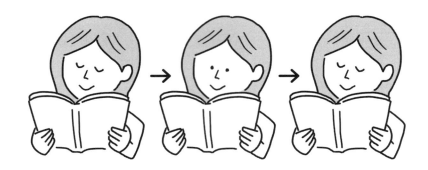

① 遠視訓練 2 の"マバタキをしながら文字を読む"（P82）と
遠視訓練 3 の"できるだけ小さな活字を読む"（P84）をする。
（小さな活字は85ページのものを使用）

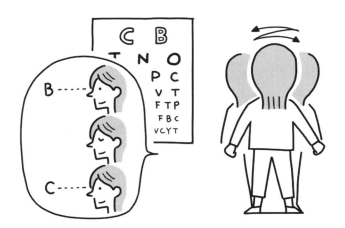

② 五大基礎訓練 ⑤ "試視力表を読む"（P60）をする。
試視力表を1字読むごとにマバタキを忘れないように
注意すること。

遠視 回復訓練

遠視・遠視正乱視・遠視の斜視の人

遠視訓練❶〜❹

をおこないます。

訓練スタート！

五大基礎訓練をおこなう

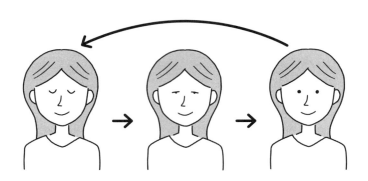

(1) **五大基礎訓練** ❶ "マバタキ" (P52) をおこなう。

(2) **五大基礎訓練** ❷ "中心固視" (P54) をおこなう。

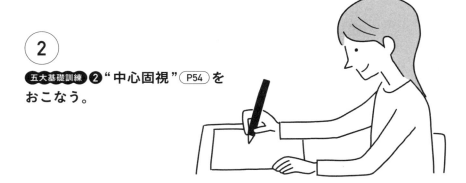

(3) **五大基礎訓練** ❸ "視点移動" (P56) をおこなう。

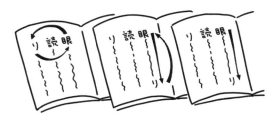

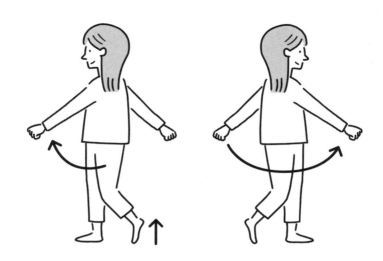

④ **五大基礎訓練** ❹ "身体回転" P58 をおこなう。

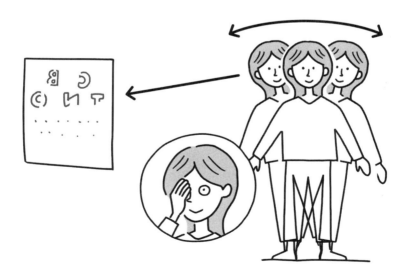

⑤ **五大基礎訓練** ❺ "試視力表を読む" P60 をおこなう。

遠視訓練 2 マバタキをしながら文字を読む

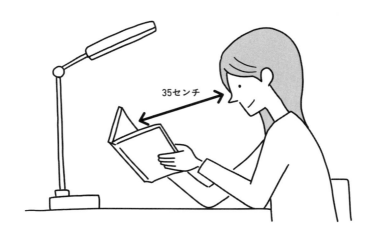

① 本書を両手でもち、眼から35センチ離す。

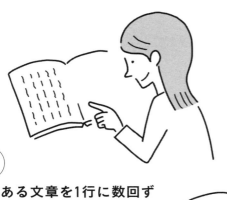

② 次にある文章を1行に数回ずつマバタキしながら読む。
流し読みをせずに、1字1字慎重に読むことが大切。
これを5〜10分間つづけます。

眼がどんどんよくなるをしっかり読めば、

あなたの落ちた視力をとりもどすことができます。

毎日少しの時間でもかまいませんから、

くりかえしトレーニングをするようにしましょう。

簡単トレーニングでらくらく視力回復です。

できるだけ小さな活字を読む

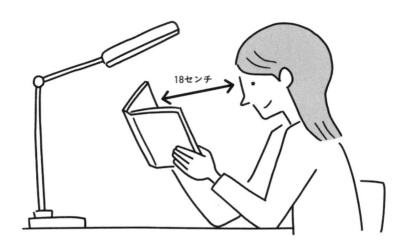

① 本書を両手でもち、眼から18センチまで近づける。

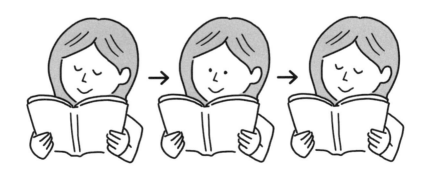

② 次のページにある文字をマバタキしながら読む。
これを毎日3分間おこなう。

Look at the microscopic point.

このトレーニングでは、両眼の視力を文字一点に注ぐことが大切。
35センチの距離にあるものを連続的にはっきり見るためには、
18センチの距離にあるものを短時間でも両眼の焦点を正しく
一致させて注視できる必要があり、これを正視という。
この訓練は、その正視機能を回復させる運動だ。

遠視訓練 4 　五大基礎訓練 ❺（試視力表を読む）をおこなう

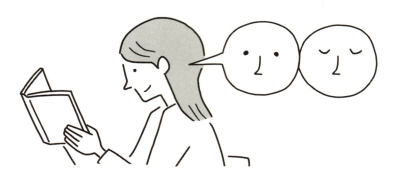

① まず 遠視訓練 ❸ の"できるだけ小さな活字を読む" (P84) を3分間おこなう。

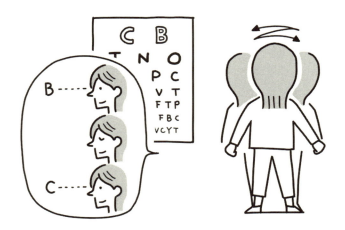

② 次に、五大基礎訓練 ❺ "試視力表を読む" (P60) をおこなう。このとき、1字読むごとに1回マバタキをする。これを1分間おこなう。

③ ①と②をくりかえす。

老眼回復訓練

老眼・白内障の人

老眼訓練❶〜❹

をおこないます。

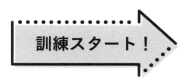

老眼訓練 **1**

五大基礎訓練をおこなう

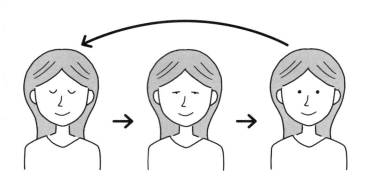

(1) 五大基礎訓練 ❶ "マバタキ" P52 をおこなう。

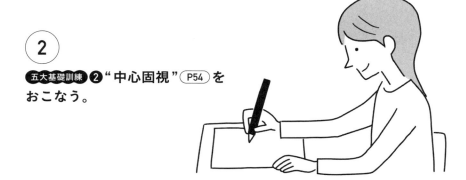

(2) 五大基礎訓練 ❷ "中心固視" P54 をおこなう。

(3) 五大基礎訓練 ❸ "視点移動" P56 をおこなう。

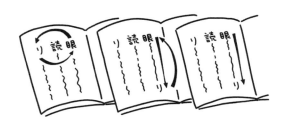

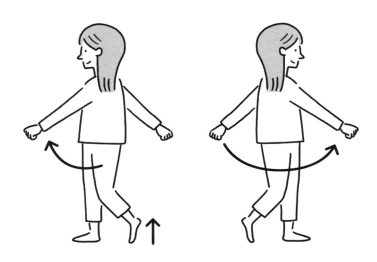

④ 五大基礎訓練 ❹ "身体回転" P58 をおこなう。

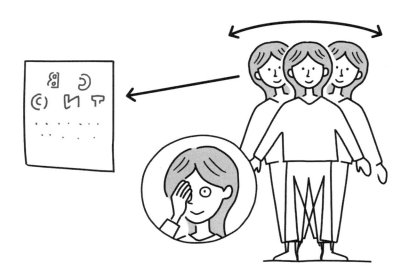

⑤ 五大基礎訓練 ❺ "試視力表を読む" P60 をおこなう。

第2章 みるみるハッキリ見えてくるベパード博士の特訓法　89

試視力表を読む訓練をする

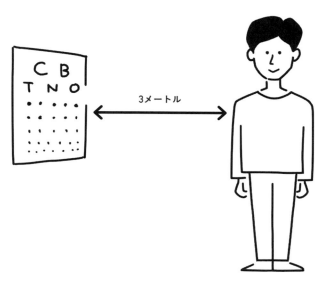

① スネーレン試視力表を3メートル離して左右に置く。

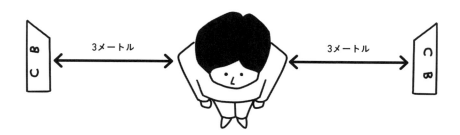

② 試視力表が真横にくるように立つ。

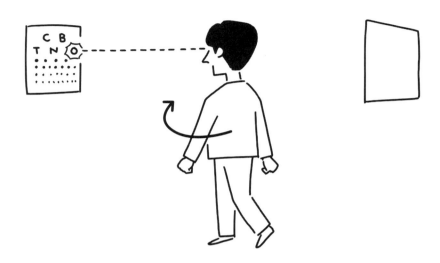

③ 眼が試視力表の正面にくるまで身体を回転させ、表にある1字を読む（読む文字の大きさはどれでもかまわないが、目線の高さにあるものがよい）。
読む文字は、1回転につき1字。これを5分間おこなう。

④ 効果をあげるためには、身体の回転だけを1週間実行し、これに慣れたあとに①〜③のトレーニングをするとよい。

⑤ このトレーニングと並行して、五大基礎訓練 ❺ "試視力表を読む" P60 も必ずおこなうようにする。

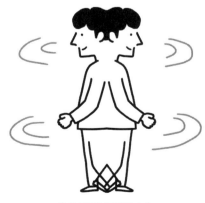

身体の回転に慣れよう

第2章 みるみるハッキリ見えてくるベパード博士の特訓法

小さな活字を読む

老眼訓練 3

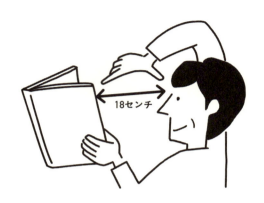

① 本書を眼から18センチまで近づける。この距離感をつかむことが大切だ。

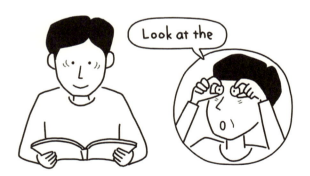

② 次のページにある文字を3分間読みつづける。このとき、マバタキと視点移動を忘れずにおこなう。

（ただし、十分に焦点をあわせられるまで眼に余裕を与えてやる必要がありますから、読めるようになるまでは、時間を気にしないようにすること）

Look at the microscopic point.

③ **五大基礎訓練** ❺ "試視力表を読む" P60 を、1字読むごとに
1回のマバタキをしながら、1分間おこなう。
このとき、休んでいる気分でいることが大切だ。

④ 次にまた②を3分間くりかえす。

第2章 みるみるハッキリ見えてくるベバード博士の特訓法 93

COLUMN

老眼訓練 3 の
小さな活字が読めない人のために

① 度の強いメガネをかけている人のための訓練。
もちろんメガネをはずしてトレーニングをすること。

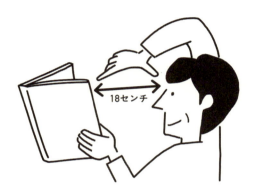

② 本書をあなたの眼から18センチまで近づける。

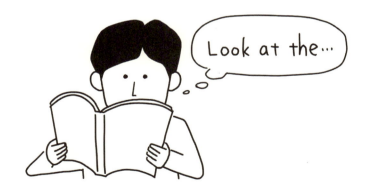

③ 次のページにある少し大きめの文字を1分間見続け、
これを3回くりかえす。
マバタキと視点移動を忘れないようにする。

Look at the diamond type.

④ 五大基礎訓練 ⑤ "試視力表を読む" P60 の方法で、身体を左右に揺らしながら試視力表を3分間読む。
このとき、休んでいる気分でいることが大切だ。

⑤ ①〜④を
くりかえしおこなう。

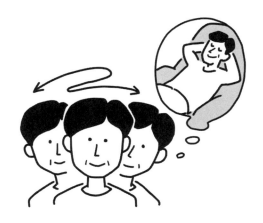

第2章　みるみるハッキリ見えてくるベパード博士の特訓法　95

老眼訓練 4 本を逆さにもって読む

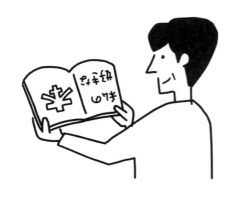

1 あなたの好きな本を眼から35センチ離して、逆さにもつ。

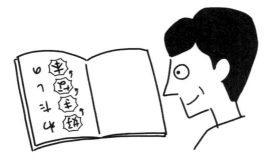

2 文章を下から上へと1字1字区切って読む。文脈で想像せずに、各文字を確実に読むようにすること。

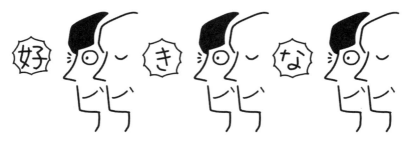

3 1字ごとにマバタキをするようにする。

COLUMN

毎日30分〜1時間が目安！

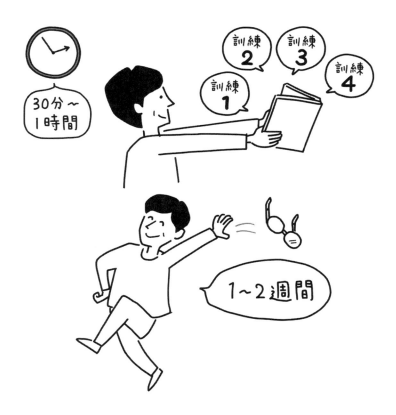

老眼訓練 1〜4を毎日継続して、30分〜1時間おこなうこの訓練を1〜2週間つづければ、視力の回復を実感できるだろう。
読書用のメガネをかけている人は、使用せずに訓練すること。

COLUMN

老眼訓練これだけは注意しよう!

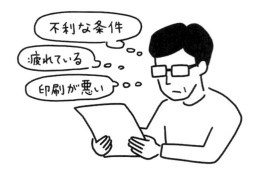

メガネの使用は、「印刷の悪いものを読む」「非常に疲れている」「不利な条件で眼を使う」ようなときに限定すること。

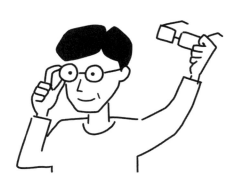

長い間、度の強いメガネをかけている人は、いきなりはずすことは難しいだろうから、回復するにしたがって度を弱くしていこう。

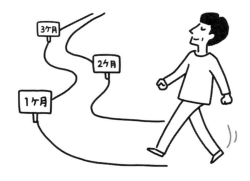

症状の軽い人は、数週間の訓練でよいが、症状の進んでいる人は、数か月の根気ある訓練が必要となることもある。

白内障回復訓練

白内障の人

白内障訓練❶〜❷

をおこないます。

訓練スタート！

掌で眼をかくす

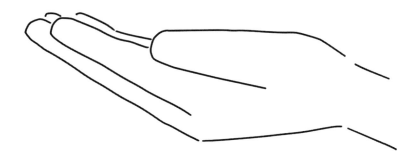

① 両手の掌で、それぞれ卵を握るようにお碗形をつくる。

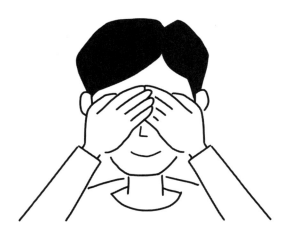

② このままの形で両方の眼をふさぐ。このとき眼を圧迫しない。

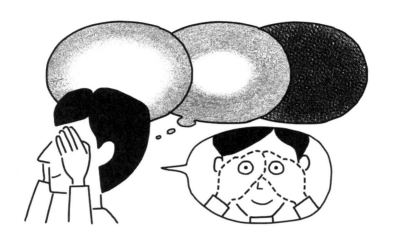

③ はじめは眼を開いたままにして、暗闇に慣れるようにする。

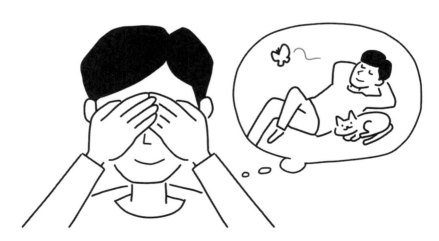

④ 次に眼を軽く閉じ、身体と眼球をリラックスさせる。
これを1時間ごとに2〜3分ずつおこなう。

五大基礎訓練をおこなう

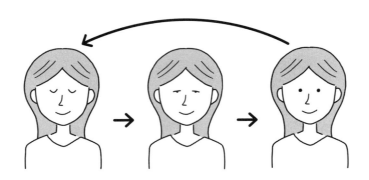

(1) 五大基礎訓練 ❶ "マバタキ" P52 をおこなう。

(2) 五大基礎訓練 ❷ "中心固視" P54 をおこなう。

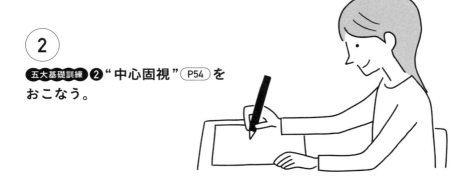

(3) 五大基礎訓練 ❸ "視点移動" P56 をおこなう。

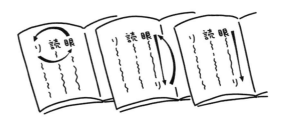

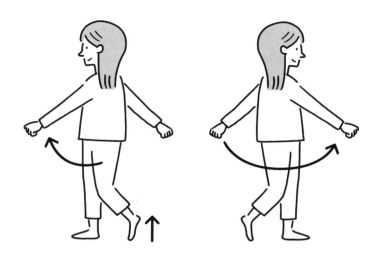

④ 五大基礎訓練 ❹ "**身体回転**" P58 をおこなう。

このトレーニングは、白内障にもっともよい運動のため、1日1時間はおこなう（何回かに分けてもよい）。

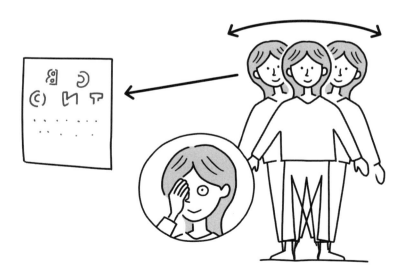

⑤ 五大基礎訓練 ❺ "**試視力表を読む**" P60 をおこなう。

COLUMN

白内障で注意すること

[老眼訓練] 1〜4は、白内障にも効果的。
白内障の訓練だけでなく、老眼の訓練も併行しておこなうようにする。

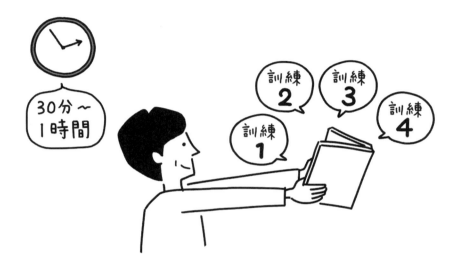

かなり病状が進行している人は、[白内障訓練] 2をおこなっているときでも、しばしば休息をとるようにしよう。この休息の間に[白内障訓練] 1をおこなうと、大きな効果を期待できる。
白内障は軽重のある疾患のため、必ず医者の診断を併せて受けるようにすることが重要だ。

緑内障回復訓練

緑内障の人

緑内障訓練❶〜❹

をおこないます。

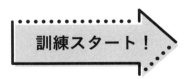
訓練スタート！

五大基礎訓練をおこなう

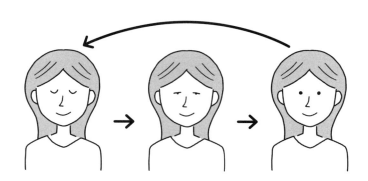

① **五大基礎訓練** ❶ "マバタキ" (P52) をおこなう。

② **五大基礎訓練** ❷ "中心固視" (P54) をおこなう。

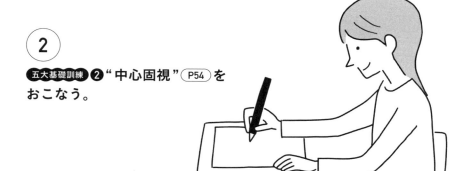

③ **五大基礎訓練** ❸ "視点移動" (P56) をおこなう。

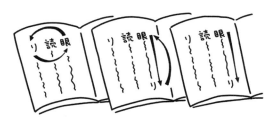

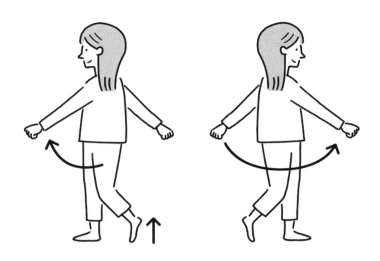

(4) **五大基礎訓練** ④ "身体回転" P58 をおこなう。

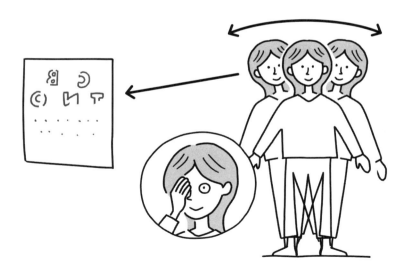

(5) **五大基礎訓練** ⑤ "試視力表を読む" P60 をおこなう。

第2章 みるみるハッキリ見えてくるベバード博士の特訓法　107

緑内障訓練 2

五大基礎訓練 ❹（身体回転）をする

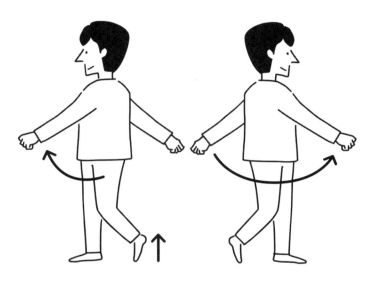

① 五大基礎訓練 ❹ "身体回転" (P58) を就寝直前に重点的におこなう。

②

毎日15分から30分間おこなう。

それにより、睡眠中の凝視癖を改善することができる。緑内障は、睡眠中もリラックスできずに凝視したままだからだ。

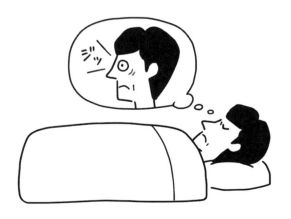

熱い湯に浸したタオルを眼にあてる

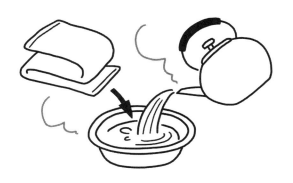

① タオルを熱い湯に浸す。
やけどしないように、温度には気をつける。

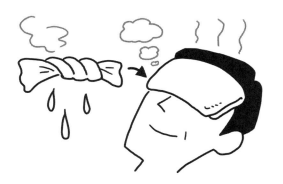

② ①を眼にそっとあてがう。

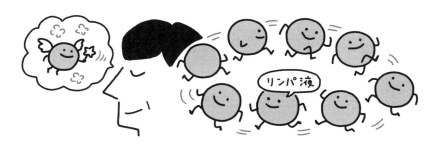

この方法は、眼を楽にし、リンパ液の流れを回復させるため、眼の痛みをやわらげる効果がある。

掌で眼をかくす

緑内障訓練 4

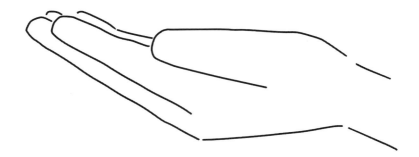

① 両手の掌で、それぞれ卵を握るようにお碗形をつくる。

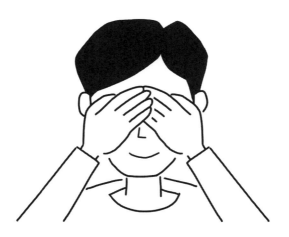

② このままの形で両方の眼をふさぐ。このとき眼を圧迫しない。

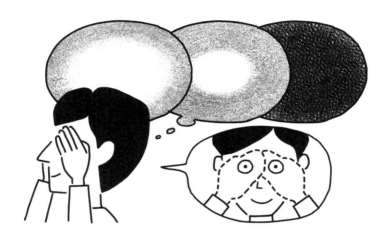

③ はじめは眼を開いたままにして、暗闇に慣れるようにする。

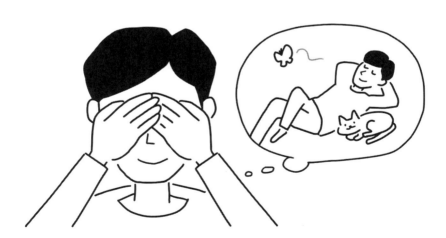

④ 次に眼を軽く閉じ、身体と眼球をリラックスさせる。
これを1時間ごとに2〜3分ずつおこなう。

COLUMN

緑内障から眼を守るために

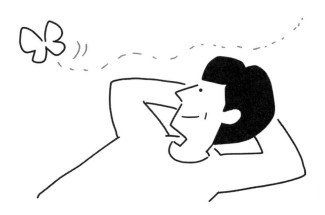

眼をつねにゆったりした状態に保つようにする。このためには五大基礎訓練をおこない、眼によい習慣をつけることが大切です。

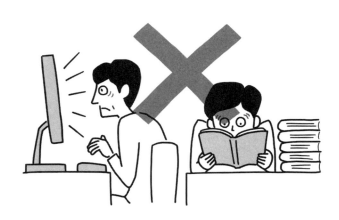

眼を集中させる仕事や、休みなしに長時間眼を使う仕事などは、極力避けるようにしてください。

斜視回復訓練

斜視のみの人

斜視訓練❶❷

近視の斜視の人

斜視訓練❶❷❸

遠視の斜視の人

斜視訓練❶❷❹

をおこないます。

凝視訓練 1 五大基礎訓練をおこなう

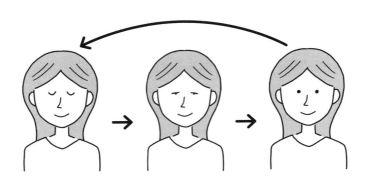

1 五大基礎訓練 ❶ "マバタキ" P52 をおこなう。

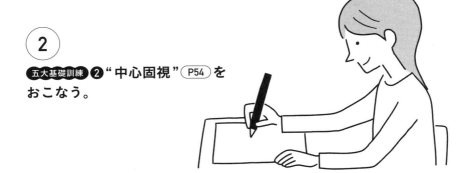

2 五大基礎訓練 ❷ "中心固視" P54 をおこなう。

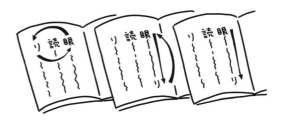

3 五大基礎訓練 ❸ "視点移動" P56 をおこなう。

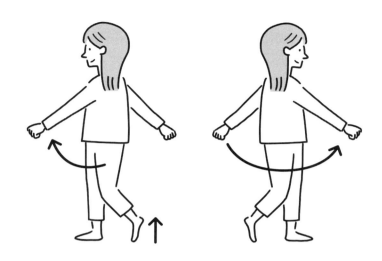

④ 五大基礎訓練 ④"身体回転"（P58）をおこなう。

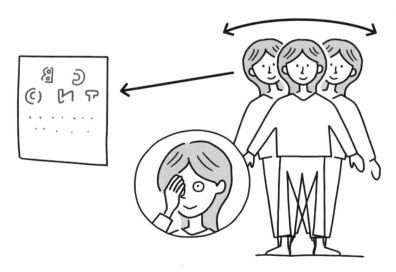

⑤ 五大基礎訓練 ⑤"試視力表を読む"（P60）をおこなう。

斜視は2つの目が同時に同じ点を見られない状態。試視力表を悪い眼の側におけば表を見ようとし、眼の歪みが矯正されやすくなる。

眼帯をかける

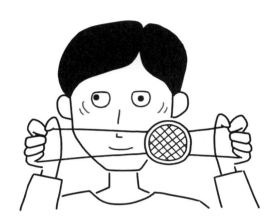

① 悪くない方の眼に眼帯をかける。

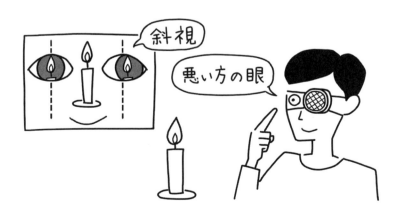

② 悪い方の眼を強制的に使うようにする。
これにより、視力の減退を防ぐことができる。

斜視訓練 3 近視訓練を併用する

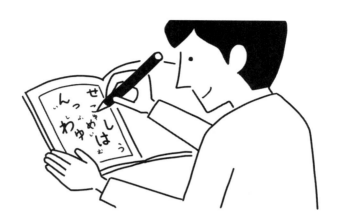

① 五大基礎訓練 ❷ "中心固視" (P54) をおこなう。
マバタキを忘れずに。

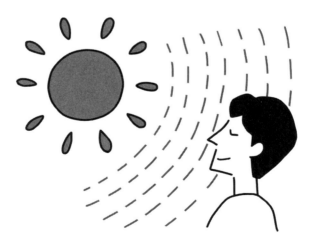

② 近視訓練 ❻ "眼の日光浴をする" (P67) をやる。
眼は必ず閉じておくことが重要だ。

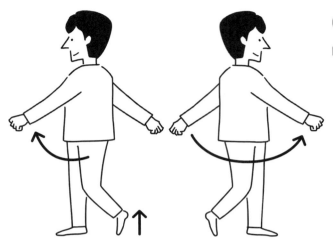

③

近視訓練 ❹の"五大基礎訓練 ❹を重点的におこなう" P65 をする。

これは近視治療に効果が高いトレーニングだ。

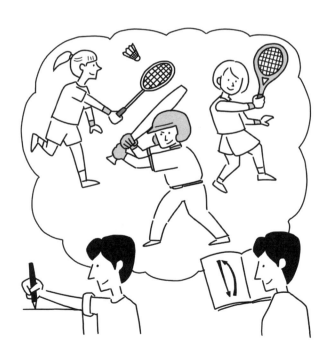

④

近視訓練 ❺の"メガネをはずして運動する" P66 をやる。

動体視力(動いているものを見分ける眼の力)を要求される運動は、"中心固視"と"視点移動"を増進させるため効果的だ。

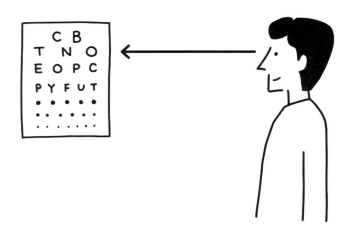

(5) **五大基礎訓練** ❺ "試視力表を読む" P60 をおこなう。

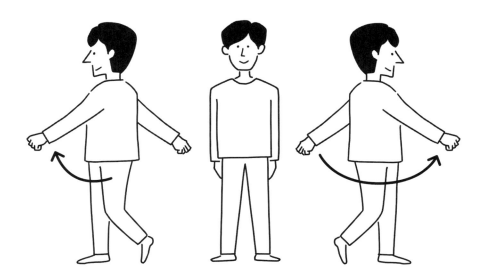

(6) **五大基礎訓練** ❹ "身体回転" P58 をおこなう。

第2章 みるみるハッキリ見えてくるベパード博士の特訓法　119

遠視訓練を併用する

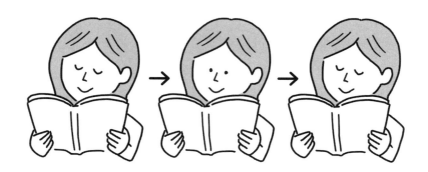

① 遠視訓練 ❷ の"マバタキをしながら文字を読む" P82 と遠視訓練 ❸ の"できるだけ小さな活字を読む" P84 をする。
（小さな活字は85ページのものを使用）

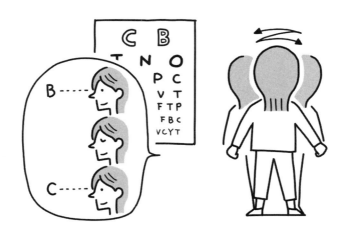

② 五大基礎訓練 ❺ "試視力表を読む" P60 をする。
試視力表を1字読むごとにマバタキを忘れないように注意すること。

第 3 章

> 生活習慣で視力回復

知らずに
眼を悪くしていた
恐い常識

○ ○ ○

視力を守る、眼を疲れさせないための
24時間の知恵

この方法でなぜ視力が回復するのか

　眼は、カメラのレンズにたとえられます。眼でとらえた光が水晶体（レンズ）をとおり、網膜に達したときにピントが合っていればはっきり見えるのです。しかしカメラでは、異なる距離の物はそのたびにピントを合わせなくてはなりません。ところが、私たちの眼は正常な状態であれば、遠くの物でも近くの物でもはっきり見ることができます。つまり一瞬のうちに焦点を合わせるのです。

　「異なった距離の物が見えるのは、眼の水晶体の形が変化することで焦点を合わせているからだ」とするヘルムホルツ説は、現在でもかなりの範囲で容認されています。「近視の眼は水晶体が厚くなった状態で、そのために焦点がずれて、遠くの物が見えにくくなる、そして眼に入る光の角度を調整するために近視用のメガネが必要だ」という定説はヘルムホルツ説が基本になっているのです。

　ところが20世紀の初頭、ウィリアム・ホレイショ・ベイツという博士が「異なった距離の物を見ることができるのは、眼筋が変化して調整しているからである」と主張したのです。
「眼は、6つの筋肉（4つの直筋と2つの斜筋）支えられていて、遠くの物を見るときには直筋の力によって水晶体は平らに引っ張られ、逆に近くの物を見るときには斜筋の力で水晶体を締め付けて、どんな距離でも焦点を瞬時に合わせることができます。つまり、眼筋が正常であれば、見たい物に焦点を合わせることができる」というのがベイツ説です。

　ペパード博士が学んだ医学もヘルムホルツ説による学説でしたが、これだけでは多くの屈折異常の患者の眼を治すことができませんでし

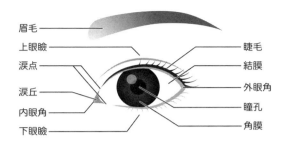

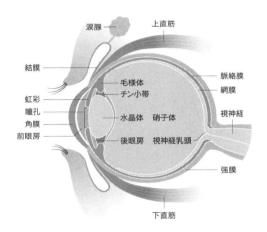

た。博士は、カメラでもレンズの形は変わらないのに、奥行きの長さを変えることにより正確な映像をとらえることに気づき、眼球の形を強力な眼筋の作用で調節し、正しい映像を眼底の網膜上に映すことができるかもしれないと考え、ベイツ説も併用して、患者の眼を治す眼筋体操を考案して実行してみると、眼をメガネの助けなしに正常に戻すことに成功しました。この方法により数えきれない程の多くの患者の眼を治してこられました。

　博士によれば近視、遠視、乱視など眼の疾患のほとんどは、この眼筋を酷使した結果なのです。悪い習慣や過度の疲労、そして神経的な

いらだちなどが原因で眼筋は緊張を強いられ、次第に弱ってきます。弱った眼筋では、見たいものに照準を合わせられません。

メガネやコンタクトレンズは一時的な対策になるかもしれませんが、正常な眼筋の力を取り戻すことはできないのです。

眼をよくしたいのなら、正常な眼筋に戻すことです。そしてそのためには効果的なトレーニングが必要なのです。それとともに、毎日の生活の中で眼を悪くしないよう気をつけることが大切です。

病気のときは眼も弱っている

体が病気に冒されていると、眼も同じように弱っているということをご存じですか？ 眼も体の一部です。生命が衰えれば、眼だって弱っているのです。風邪を引いて寝込んだときなど、ほかにすることのない退屈さから、ついつい本などに手が伸びてしまうことがあるかもしれませんが、これは弱っている眼をさらにいじめていることになるのです。もっと眼をいたわってあげてください。

病気の症状が重いときには、けっして本を読まないでください。ただ体を回復させることだけを考えて、静かに休んでいることが一番いいのです。寝こむほどではない症状であれば、ごく短い時間の読書ならさしつかえないでしょう。しかしその場合も、何度も眼を閉じて数分休ませたり、頻繁にマバタキを繰り返すようにしてください。集中しすぎて長時間読みふけったり、最後まで読み切ろうと無理をしたりすることは絶対に避けましょう（※編集部注　現代ではスマートフォンなどの使用にも注意してください）。

なんとなく体がだるかったり、神経がピリピリしているなと思うと

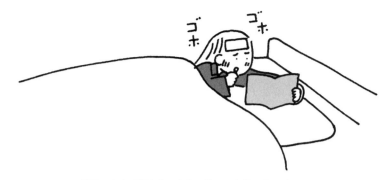

病気のときは眼も休めよう。特に頭を使う本は避ける

きは、なるべく読書は避けたほうがいいでしょう。それでもどうしても読みたい本があるのだったら、20分か30分でいいですから、静かに眼を閉じて、少しでも眠ることです。そして体が楽になってから、ページをめくってください。その場合も、一気に読んでしまおうなどとは思わず、ゆとりをもって休憩しながらです。

専門書で勉強する場合は例外ですが、読書とはもともと精神的にリラックスするための物ではないでしょうか。ですから病気で体が弱っているときには、精神的にも弱っているはずですから、読書を楽しむことなどできないはずなのです。「ほかにすることがないから」「読んでしまわなくてはならないから」という理由で読書をしても、きっと楽しくないでしょう。体も心もリラックスしているときにこそ本を楽しんでください。

排泄が眼に与える大きな意味

こんな例があります。

ある男子学生が以前とても珍しい症状に悩まされていました。彼は読書するたびに必ず激しい嘔吐性の頭痛に悩まされていたのです。

読書によっておきる症状ですから、彼は原因は眼にあると考え、何

年も眼科医のもとに通い続けていたのですが、一向に症状はよくならなかったのです。

　その後彼の体をよく調べていくと、虫歯があり、さらに慢性のカタル状態でもあったのです。また、彼の食生活にも問題があったので、食餌療法をほどこし、排泄にも注意を払いました。

　次に胃腸のレントゲン撮影をすると、不活発な結腸が発見されたので、結腸を強め、排泄をよくする治療を開始しました。

　つまり彼はいくつもの要因をかかえて、排泄作用が十分におこなわれていなかったというわけなのです。こんな状態では、嘔吐するのも、頭痛がひどいのもうなずけます。

　引き金になったのは読書でしたが、過敏な眼がまず反応したということなのでしょう。

　不十分な排泄は、神経をいらだたせるし、頭痛にも悩まされ、そして眼にも多くの悪影響を及ぼすことにもなるのです。眼の機能に精神や神経がいかに重要かということは強調してもし過ぎることはありません。

　彼の症状は眼に原因があったのではなく、体の変調が眼にあらわれてしまったといえるのです。

　毎日の十分な排泄は、体の健康のバロメーターになるばかりでなく、眼の健康のためにも欠くことはできません。

　眼は、まず体の異常の兆候にもなりえるのです。

「睡眠＝緊張がとれる」とは限らない

　心配事があって眠れない、眠れないから神経が休まらない、神経が休まらないから緊張して、それがまた不眠の原因になる……。これはまったくの悪循環。不眠は目を悪くする大きな原因になります。緊張が寝床の中にまで持ち込まれ、眼を動かす筋肉を休めることができないからです。

　こんなとき「眠らなくてはならない」と焦ると、ますます深みにはまってしまいますから、まずもとを断たなくてはなりません。つまり心配ごとを取り除くことです。心配ごとははじめは小さなことでも、そのことに神経を集中しすぎることによって増幅していくものですから、神経を休ませて緊張を解きほぐすことが第一です。全身の筋肉を十分に柔らかくして眠りましょう。

　全身の筋肉を柔らかくするには、まず最初に舌の力を緩めます。
　緊張するとどうしても舌に力が入り、さらには歯も食いしばるので顎にも余計な負担がかかります。舌を上顎から離して力を抜いたら、次に顔の筋肉と眼の筋肉をマッサージして柔らかくします。自分で筋

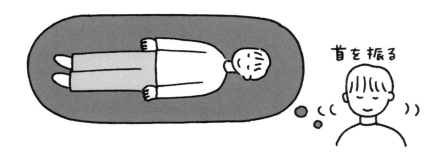

眠りにつくまえに、首や顔の筋肉をほぐしてリラックス

肉がほぐれたと感じるまで、繰り返し繰り返しおこなうことです。次に目を閉じたまま頭を左右にゆっくりまわします。このとき暗闇に柔らかく溶け込むつもりでイメージするといいでしょう。そのあと、静かに眠りに入ればいいのです。

またどうしても寝付きが悪いときには、基本訓練である『身体回転』を繰り返して、心地よい疲れを誘うといいでしょう。ぐっすり眠ることができれば、ほとんどの心配ごとは取るに足らない些細なことに思えてくるでしょう。また、心配ごとを抱えて悩んでいただけだった人も、具体的に解決しようと前向きに行動できるようになるはずです。眼と心にとっての睡眠と休息の重要性は決して忘れないでください。

本を読んではいけない時間がある

つい夢中になってしまい、推理小説を深夜まで読みふけってしまったことはありませんか？　ふだん眼を使わない時間に眼を酷使することは、眼の健康に悪影響をあたえるのです。

私たちは1日を、ある一定のリズムによってすごしています。心身共に健康であれば、このリズムはまず狂うことがありません。食事が喉をとおらない、朝どうしても起きることができない……。こんなと

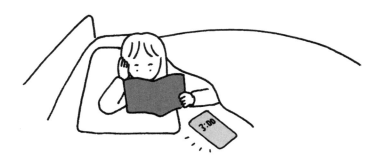

深夜の読書は視力低下の原因！　睡眠時間を大切に

きは体や心の状態が正常ではないということです。

　逆にリズムを狂わせると、どこかに変調をきたしてしまうことになるのです。眼も同じです。眠っている間に十分休ませれば、次の日にはまた健康な状態で活動できます。ところが休ませるべき時間帯に眼を酷使すると、疲労は蓄積されて機能が低下するのです。深夜まで読みふけって眼をいじめると、そのツケは必ずまわってきますよ。

電車の中では眼を休ませる

　一人で電車に乗ったときは、本や新聞を読んだり、スマートフォンを見たりしているという人がかなりいるのではないでしょうか。とくに通勤や通学で毎日同じ電車に長時間拘束される人にとっては、これらは必需品かもしれません。しかし、健康な眼でいたいのなら、この習慣はすぐにでも改めてほしいのです。

　満員電車の中では、どうしても本や新聞やスマートフォンを眼に近づけてしまいます。そのうえ足もとが揺れますから視線はうまく定まらず、非常に眼を疲れさせるのです。運よく座れても、膝の上で小刻みに揺れる文字を追うことが眼にいいはずはありません。

眼を悪くしない読書の姿勢

　寝るまえのひととき、ふとんの中で好きな本を読むのが楽しみ、という方もいらっしゃるでしょう。物を見たり、読んだりするときに大切なのは、何より楽な姿勢です。

　体にも眼にも負担をかけない方法で楽しむことが大切です。そのためのポイントは、まず正しい姿勢で座ること。力を入れない程度に背筋を伸ばし、体に無理のないリラックスした姿勢をとりましょう。

第3章　知らずに眼を悪くしていた恐い常識　129

そして頭はうつむかないように、少し傾ける程度にします。極端に前へ傾けると首と肩に負担がかかって、血液が頭へスムーズに循環しなくなってしまいます。さらに、眼を支配している脳の中枢神経を圧迫することになるので、眼がひどく緊張することになります。猫背の癖がつくと、それは近視につながりますから意識して治すように心掛けてください。

　本の位置は、眼から35～40センチ離したところが最適。肘を張らずに、腕をリラックスした状態に保ちましょう。無造作に膝の上にのせて読むことはやめてください。

　余計な光線が眼に入ってこないように、そして目障りな物が視界に入らないような位置を確保します。そしてまぶたをリラックスさせて、1行読む間に1、2度マバタキができるくらいの余裕をもたせるといいですね。

　このようにいろいろポイントをあげると、堅苦しく考える人がいるかもしれませんが、健康な人であれば、ほとんどの人がこのような読み方をしているはずなのです。なぜなら、これが一番楽で、長時間の読書にも耐えられる姿勢だからです。寝ころがったり、肘を突いたりして本を近づけすぎると、眼はチカチカしてきたり重くなってきたりします。読書は正しい姿勢で楽しんでください。

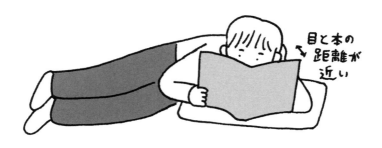

寝転がって本を読むと眼に疲労がたまりやすい

眼にいい姿勢はこんなイスから

　近視の人には、猫背が多いといいます。これは、眼の状態と姿勢との間に、密接な関係があるということにほかなりません。眼と書物との間隔が近すぎると、眼の焦点距離が近くに固定してしまい、近視の原因になってしまうのです。そして姿勢が悪いと、体に負担がかかり、筋肉も硬直します。それが原因で眼も疲労し、視力の低下につながるのです。

　また、眼の焦点距離が近くに固定してしまうことも近視の大きな原因になります。本を読んだり字を書いたりするときには、眼の位置と正しい姿勢を保つことが、いかに重要かということです。

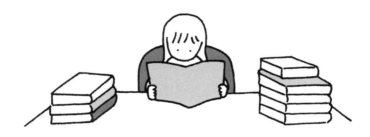

イスと机をつかって、楽な姿勢で読書をしよう

　体にも眼にも負担がかからない理想的な姿勢を保つには、普段使っているイスや机の大きさや高さ、また角度などに関係があります。理想のサイズは次のとおりです。

イスの理想サイズ

・イスの高さ……膝下の長さから1.5～2センチひいたもの
・イスの奥行きと幅……腿の長さ
・座面の角度……後方に4～8度傾斜しているもの
・背もたれの角度……座面に対して110度くらいの角度で、腰骨と肩

甲骨の間がぴったりとフィットしたカーブのあるもの

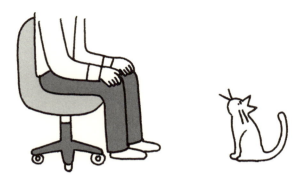

体にぴったりフィットするように高さなどを調節しよう

机の理想サイズ

・机の高さ……座高の3分の1にイスの高さを足したもの（座り机の場合は、座高の3分の1に腿の厚みを足したもの）
・机の幅……肘から指先までの長さの2倍以上
・机の奥行き……幅の3分の2以上
・膝下の長さから1.5〜2センチひいた高さ

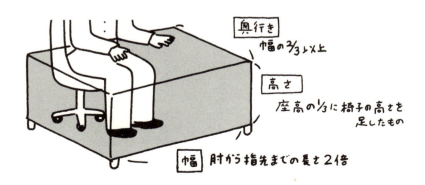

姿勢が悪くならない、身体に合ったサイズが理想

この理想的なサイズの机とイスで本を読んだり勉強したりすれば、眼にいいばかりでなく、体にとっても非常に楽な姿勢を保つことができますから、能率もあがることでしょう。寝転んで読書したり、机にかじりつくように背を丸めて勉強しては、眼や体に負担をかけるばかりです。このような悪習慣は、すぐに改めてください。

斜め読みなら読まない方がいい

読書のあと眼が疲れる、視界がぼんやりする……こういった症状は視力低下のサインです。一行全部や一段落を一目でざっと読むという、いわゆる「斜め読み」をしてはいないでしょうか？

これは広範囲の文字をほとんど同時に眺めることになり、常にこのような眼の使い方をしていると眼が緊張を引き起こし、そのうえ焦点を合わせる力が弱くなってくるのです。一字一字に焦点を合わせて丁寧に読んでいきましょう。そうすれば目の筋肉は正常に働き、これが効果的な眼の訓練にもなるのです。

活字の詰まった本を短時間で読破すると、眼を酷使してしまいます。どうしても斜め読みの癖が抜けない人、あるいはその必要がある人は、興味のない段落や章などを漠然と眼で追うのはやめ、読まないようにしてください。

あかりは右と左どちらに置くか

本や新聞などを手にするとき、照明の位置や明るさにまで気を配っていますか。「暗いところで本を読むと眼が悪くなる」ことはすでにご存じのことでしょう。しかし明るければそれでいいというわけではなく、眼を守るためにはいくつかの条件があります。

第3章 知らずに眼を悪くしていた恐い常識 133

まず部屋全体を明るくして、さらに本や新聞の上にはやや強めのあかりを当てるようにします。気をつけて欲しいのは、光線が直接視野の中に入らないような位置を配慮すること。一般的に、右利きの人は左上方、左利きの人は右上方に置きます。眼の網膜は非常にデリケートで、キラキラした光線が眼に当たるとひどく疲れてしまいます。また、テカテカと艶のある材質の本は、光線が反射して網膜を刺激することになるので、強すぎるあかりをおさえるか、直接光をあてない位置を工夫するようにします。

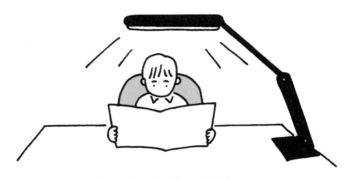

明るすぎても暗すぎても眼に悪い！

机に置くガラス板は疲労の原因

　25ルクスとは、蛍光灯なら6畳の部屋で20ワット程度の物をいいます。しかし、実際に机の上で本を読んだり字を書いたりする場合、眼を正常に機能させるためには、手もとに300〜1000ルクスの照度が必要になってきます。ですから机の上にスタンドのあかりは欠かせないのです。ところが、部屋の明るさと手もととの明るさに差がありすぎると眼は非常に疲れます。勉強部屋なら25ルクスでは照度不足。部屋全体をできるだけ明るくするようにしましょう。

　また、明るさは十分でも、眼に直接光線が入ってくることは避けな

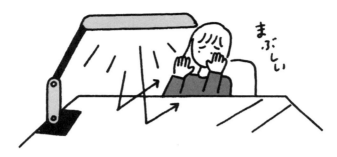

光の反射は眼に悪い刺激となる

ければなりません。天井の照明やスタンドの位置を配慮しても、机の上にガラス板などを置いてはいませんか？ 光が鏡面反射して眼を刺激しますから、机の上にガラス板は置かないほうがいいのです。

テレビを見るときの部屋の明るさ

　テレビの画面は相当な明るさをもっています。長時間テレビを見続けると眼に負担がかかりますから、1日2、3時間程度、そして1時間〜30分ごとに10分くらいは遠くに視線を移して、緊張をほぐしてください。

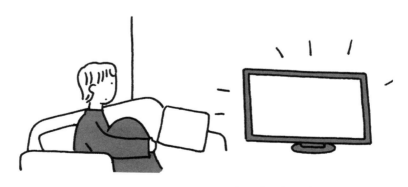

テレビを見るとき、部屋は明るすぎても暗すぎてもダメ

また、部屋の明るさにも気をつけなければなりません。テレビの明るさと部屋の明るさとの差がありすぎると眼は正常に働かず、過度の緊張を強いられることになります。照明のない部屋でテレビを見ることは絶対に避けなければなりません。また、テレビ画面より明るすぎる照明も不適当です。眼に負担がかからない部屋の明るさは、25〜50ルクス。これは6畳間の場合、蛍光灯で20ワット、電球で40ワットの光源が必要になります。画面の明るさと同じくらいか、それよりも少し暗い程度が適当な明るさだと覚えてください。

テレビは離れすぎても悪影響

　テレビを近くで見ると眼が悪くなるということは誰でもご存じでしょう。しかし、離れすぎてもまたいけないのです。

　テレビは、数え切れないくらい多くの映像が、連続して流れてくるものです。もちろん私たちの眼の機能ではすべてをとらえることはできません。ですからもし誤った見方を習慣づけてしまうと、眼は過度の刺激を受けて機能が低下していきます。

　それではここで、正しいテレビの見方を紹介しましょう。

　眼とテレビとの距離があまり離れすぎると、視点が画面のただ1点だけに集中する可能性がありますから、適度な距離を保つことが大切です。

　眼とテレビとの最適な距離は、13〜14インチのテレビならば2.5メートル。19〜20インチのテレビでは3メートルです。

　できれば画面が大きいほうが、眼にかかる負担が少なくなります。また、テレビの位置にも要注意。食堂や蕎麦屋さんでよく見かけるのですが、非常に高い位置にテレビが設置されています。

　これは店のお客様すべてに見やすいようにという配慮からなのでし

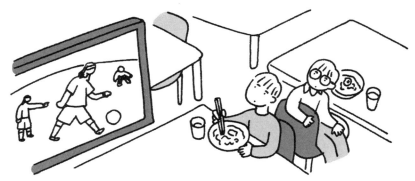
高い位置にあるテレビを見ると首も眼も疲れる

ょうが、わずかの時間でも非常に疲れますね。とくに肩から首にかけての筋肉はパンパンに張ってしまいます。

体の緊張は当然眼の緊張につながりますから、こんな体勢で見ることはできるだけ避けたほうがいいのです。

眼の位置より、やや低めの位置。この高さが、眼も体も疲れない、最適の高さです。眼や体に負担をかけずにテレビを楽しんでください。

太陽の光が眼を強くする

自然界の動物たちの生態は、思いがけない真実を私たちに教えてくれることがあります。太陽の光と視力の関係も、動物たちは実にわかりやすく証明してくれています。

大空を羽ばたく鳥たちが、人間の何倍もの視力をもっていることはご存じでしょう。たとえばハヤブサは何百メートルも上空から、小さな獲物を見つけ、実に正確に捕らえます。ハヤブサをはじめとして、太陽がのぼると共に目覚め、太陽が沈むと共に眠る鳥たちは、昼間太陽のもとで十分に活動し、夜はゆっくりと眼を休めているわけです。人間のように不十分な光のもとで眼を酷使したりしないので、素晴ら

しい視力を維持できるのです。

　逆に、暗闇や暗い洞窟の中の水溜まりに住んでいる小動物の眼は退化して、ほとんど役に立たなくなっています。太陽の光は眼を刺激することもできるし、眼を休ませることもできるのです。適度に光を当てることによって眼は強くなり、視力回復にも効果が出てきます。
　太陽の光を使った、もっとも効果的で簡単な方法を紹介しましょう。

　まず目を軽く閉じて顔を太陽に向けます。そのまま首を左右にまわします。これを4、5分間続けましょう。そして少しリラックスしてきたら、瞬間的に眼を開けます。このとき太陽を直接見てはいけません。太陽から少し離れたところを見るようにするのです。腸の強い光線に慣れてきたら、だんだん太陽の近くを見るようにしていくといいでしょう。ただし、いくら近づけても太陽をまともに見てはいけません。この訓練を毎日規則的におこない、訓練時間を徐々に長くしてゆくと、眼は強くなり視力も増大します。

　太陽の光は、自然の大いなる恵みです。その力を十分に借りて、できるだけ自然で健康な眼に近づけていきましょう。

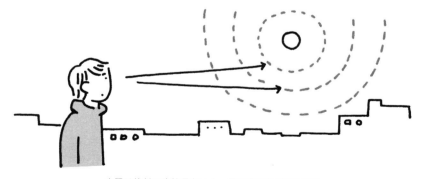

太陽は絶対に直接見ない！　周辺を見るだけにする

サングラスは機能性を重視

　サングラスは今では夏だけでなくすっかり定番ファッションと化し、色もデザインも多種多様になってきました。ところが外観ばかりに気をとられて、眼を痛めてしまう人も少なくありません。

　あまり安価な物はレンズの磨きも悪く、物が歪んで見えたり眼がチカチカするので、眼精疲労や乱視の原因になることがあります。多少高くても、質のいい物を選ぶようにしましょう。

　サングラスはもともと眼を保護するための物なのですから、季節にあったサングラスを使い分けて、ファッション性だけでなく機能性にも目を向けてほしいですね。

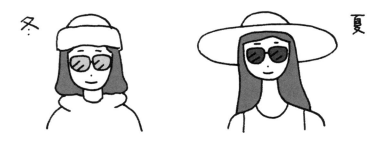

夏と冬は紫外線の量が異なる。用途に合ったものを選ぼう

まぶしくてつらいときの眼の守り方

　薄暗いところから急に明るい場所に出たとき、あまりのまぶしさに眼が痛くなることがあります。これは瞳孔が急激に収縮することによっておきる痛みなのです。

　暗いところでは、眼はわずかな光を捕らえなくてはなりませんから瞳孔は拡大しています。

逆に明るいところでは、強い光から眼を保護するために瞳孔は収縮しているのです。瞳孔を変化させるのは虹彩筋(こうさいきん)で、急激に収縮する場合に痛みを伴うのです。この変化に対応するには、通常2、3分の時間がかかるため、その間は眼を下の方に向けておきます。こうすれば、まぶたとまつげが強い光から眼を守ってくれます。

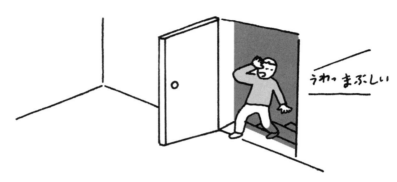

暗い場所から急に明るい場所に出たら、2、3分は下を向く

運転時、眼に最適な3つのポイント

　高速道路を一定のスピードで長く運転していると、集中力を失ってしまうことがあります。これは周囲からの刺激が少ないためです。また夕暮れどきなど、あたりが薄暗くなるころの運転で眼が異常に疲れを感じるのは、周囲が見えにくいために、事故をおこさないようにすべての物を凝視しようとするからです。

　車を運転しているときには、眼は絶えず酷使されています。もちろんドライバーは周囲の情報を素早くキャッチしなければなりませんから、普段よりも何倍も眼を使うわけです。眼の機能に異常が生じてしまうと、即事故につながります。できるだけ眼に負担をかけないような方法を知っておくべきです。

まず「マバタキ」。運転中は少なくとも1分間に10回くらいの割合でマバタキをするようにしてください。ガードレールや中央分離帯の切れ目を利用したり、高速道路なら表示板が見えたらまばたきをする、といった工夫をするといいでしょう。

　そして2つ目は「中心固視」。これは注意力を小範囲に限定して、焦点が拡散しないように心掛けるということ。対向車や信号、歩行者など、ある1点に焦点を合わせるといいでしょう。

　3つ目は「視点移動」。焦点を合わせるといっても、たとえば前の車のテールランプをじっと見つめてはいけません。1点をあまり長い時間凝視すると眼は緊張で疲れてしまいます。1点に集中したら、その視点を常に移動するようにします。

　ドライバーにとって、眼は命綱にも等しいもので、いつでも正常な状態にしておかないと、事故につながってしまいます。この3つは、いわば命を守るための訓練だといえるのです。

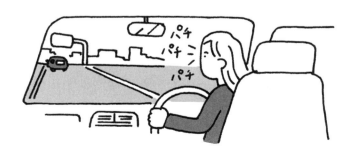

運転中に疲れを感じたら、意識してマバタキしよう

2本観ても疲れない映画の見方

　映画を観たあと、その感動に浸りながらも、眼に疲れを感じることがあります。
　一般的に、眼は6メートル以上離れたところを見ているときには休まるといわれますが、映画を見ているときはまったく同じ位置から同じところだけを見ているため、視点を変えずに何時間も緊張した状態にあります。魅力的な映画であればあるほどスクリーンづけになり、その度合いは大きくなります。

　眼の負担をできるだけ軽くするためには、できるだけ眼をリラックスさせてスクリーンのあちこちに視点を移動させ、少なくとも1分間に10回はマバタキをすること。さらに適当な時を見計らってスクリーンから少し視線をそらす。これだけで2本続けての映画を見ても、疲労感はぐっと減ってくるでしょう。

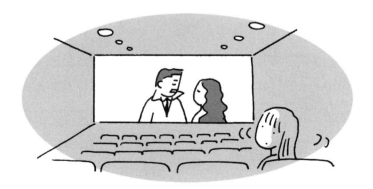

たまにスクリーンから目を離すことで眼の負担が減る

洗眼は眼の抵抗力を弱める

　眼にほこりが入ったり眼に痛みを感じたとき、すぐに洗眼することが最良の方法だと考えてはいませんか？　これは大きな間違いです。

　眼は常に「涙」という分泌物で保護されています。涙には防腐性や浄化作用があり、小さなゴミやほこりなどは即座に洗い流してくれます。また、結膜炎などの疾患にも敏感に反応して、その症状を抑える働きもあるのです。多量の涙が出てくるのはそのためで、やたらに水で洗眼する必要などありません。

　それどころか洗眼しすぎると、大切な成分をも洗い流してしまい、眼に本来備わっているはずの抵抗力を弱めることになるのです。

　よほど大きなゴミが入ったとき以外は、まずは静かに眼を閉じて涙を自然に出し、涙の働きを阻害しないようにしましょう。

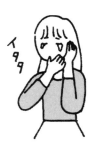

洗眼しすぎると眼に大切な成分まで流れてしまう

目薬が害になる場合

　眼が疲れたとき、目薬を点眼したらスッとして、すっかり疲れが取れたというような経験はありませんか？　また眼が真っ赤に充血したとき、すぐに目薬で症状を和らげようとしてはいませんか？　市販の目薬には、白目の充血をなくして眼を綺麗に見せるための成分や、眼

をすっきりさせる成分が入っているのもあります。

　点眼直後には確かにその効果が発揮されるでしょう。しかし、そのためにかえって症状の根本的な原因を見すごす危険もあるのです。そのうえ、点眼したときは症状がおさまっても、いつも点眼していなければ疲れも取れない、充血もおさまらない、という副作用に悩まされることもあるのです。

　目薬でおさまる程度であれば、睡眠を十分にとればなおります。目薬を習慣づけることだけは避けてほしいものです。

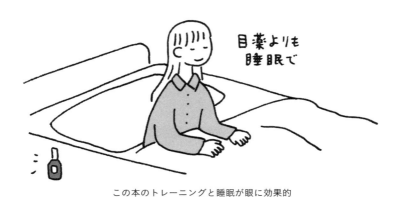

この本のトレーニングと睡眠が眼に効果的

頭痛の原因は眼と思いこんでいないか

　頭痛の症状がおきてその原因が思いあたらないとき、眼が原因ではないかと簡単に判断する人が多いようです。眼が頭痛の原因になる場合もないとはいえませんが、ほかに原因があり、その結果視力が落ちることもよくあるのです。

　原因が眼にあると信じてメガネをかけ続け、2年間もの長い間頭痛に悩まされた女性が、メガネを取り、簡単な食餌療法をほどこすことによって治ったという例もあります。「頭痛が続くので眼を診てほしい」と訴えていた人が、虫歯と蓄膿症の治療によって、頭痛から解放され

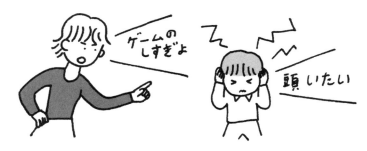

頭痛の原因を目の疲れだと決めつけないこと

たという例もあります。

　要は、正確な診断と適切な処置を怠らなければいいのです。「眼が悪くなると頭痛がする」と思い込むと、ほかの疾患を見逃してしまうかもしれません。

たかがマバタキ、といえない効能

　マバタキは、眼が健康であるかどうかを見分ける大切なポイントになります。

　つまり、正常な眼は自然にマバタキをしていますが、疲れている眼、緊張している眼は、マバタキの回数が減っているか、あるいはまったくまばたくことを忘れているかのどちらかです。本やテレビを見ているときに、マバタキをしていない自分に気づいたら、眼は確実に悪くなっていると考えてよいかもしれません。マバタキには次のような利点がありますから、ぜひ覚えておいてください。

　冬はマバタキの回数が多くなります。眼は寒さにとても弱いので、マバタキは眼を温めてくれるのです。また、強い風が吹いていたり、空気がひどく乾燥している日には、マバタキで保護することもできますし、マバタキをすることで、涙という潤滑油を眼の表面に補うこと

第3章　知らずに眼を悪くしていた恐い常識　145

もできるのです。

　瞳孔を動かす筋肉をほぐしてくれるのも、まぶたを動かす筋肉を和らげてくれるのもマバタキです。手足のように大きな動きはできないけれど、眼を鍛える方法の1つがマバタキなのです（ほかに中心固視と視点移動）。

　そしてマバタキすることによって、眼の周囲のリンパ液をスムーズに循環させることもできます。体を動かせば血液の循環がよくなって健康を保てるように、マバタキという眼の運動によって、眼は強く健康になっていくのです。

　眼が疲れていると感じたら、もっとも手軽で簡単な対処方法は、まずマバタキをすることです。

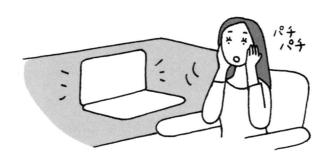

疲れ眼の回復にはマバタキが効果的だ

眼を強く開閉すると筋肉が鍛えられる？

　ふだん何気なくおこなっているマバタキには大切な役割があります。1つは、眼球の表面を涙によって適度な潤いを与えること。そして開閉運動することによって、眼の筋肉を鍛えることです。眼が疲れているとき、あるいは眩しい物を見たとき、マバタキの回数が増えるのはそのためです。

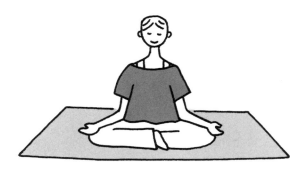

眼も心も身体もリラックスした状態を目指そう

　インドの神秘といわれる「ヨガ」の中でもマバタキの効用が取り入れられています。眼を強く開けたり閉じたりすることで、眼の筋肉だけでなく体全体の緊張を和らげることに一役買っているのです（※編集部注・視力が極端に悪い人は、あまり強く開閉すると網膜を傷つける可能性があります。適度な強さを心がけてください）。逆にいうと、体も心もリラックスして、楽にマバタキできる状態が正常であるということです。

ぼんやり見続けると眼の能力はこう落ちていく

　物をしっかりと明瞭にとらえるのは中心視力といい、釘の頭ほどの大きさしかない網膜の一部分で、そのまわりの部分を見るのを側方視力といいます。これは中心視力のように明瞭に見えるわけではありません。ただ視点の移動がはやいために、同時に広範囲の物が見えるような印象を受けているだけにすぎません。

　この網膜上の中心窩とよばれる1点は、一般には毎秒30から40あるいはそれ以上の映像をとらえ、そのはやさで脳の視覚中枢に次から次へと信号を送ります。不明瞭に見る範囲が広くなればなるほど脳は混乱し、眼に負担がかかることになります。

この事実を知らずに、眼は周辺視野だけで物事の全体を見ることができるのだと誤解して、常にそのような眼の使い方をしていると眼はひどく疲れ、眼の能力は次第に失われてしまいます。

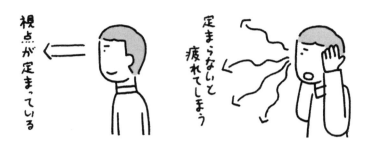

焦点が合っていない、不明瞭だと眼の能力は低下する

毎日効果が見えてくる視点反復運動

　眼は常に視点の移動をおこなっています。
　それは正常な眼の機能で、無意識のうちに正しくおこなわれているものです。
　そのため、物を見るとき、ただ1点だけを見つめていると、ひどく疲れてしまいます。
　視点はできるだけ、絶えず移動させるように心掛けてください。それによって、眼は適度な訓練をしていることになりますから、視力回復にも大いに役立ちます。
　はげしく視点を移動しても、日常生活の中でとくに邪魔になることはありません。リラックスして実行してみてください。

　簡単で手軽な方法を紹介しましょう。
　もしメガネをかけていたり、コンタクトレンズをつけているのなら、

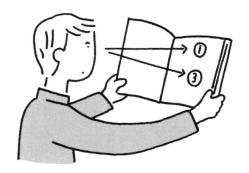

視点移動を繰り返すと、眼筋が鍛えられる

まずそれを外してください。そしてどんなジャンルの物でもいいですから、本を手にしてください。

　まずは、そこに書かれている1つの文字を見ます。裸眼で見るのですから、多少ぼんやりしていても大丈夫です。
　次に、その文字から数えて3つ目の文字を見ましょう。そしてもう一度はじめの文字に視線を移動します。
　これをゆっくり繰り返していくと、はじめは、ぼんやりとしか見えなかった2つの文字が、次第にはっきりと見えるようになってきます。
　この反復運動をするときには、体の力も眼の力も抜いて、リラックスした状態でおこないます。
　視力の度合いにもよりますが、毎日繰り返していけば、日が経つにつれてほかの物もはっきりと見えるようになってきます。日課の中に加えて習慣づけてください。

遠くを見るときは視点移動を忘れない

　読書や勉強、あるいは手先を使った細かい作業のあと、無意識のうちに遠くを見ることがあります。これは疲れた眼を回復させるにはと

てもいい方法なのですが、遠くを見るといってもただ1点を見つめてしまっては、その効果もなくなってしまいます。

　遠くに眼を移したときにも、頻繁にマバタキをして、意識的に視点を移動させることが大切です。

　星のきれいな夜ならば、1つひとつの星を見ていくようにすればいいでしょう。また、月の輪郭をたどるように視点を動かして見るのもいいですね。こうすると平坦な円形にしか見えなかった月が、丸味を帯びた天体に見えてきて、眼本来の力が回復してくるのがわかるでしょう。

　私たちの筋肉は体を支えているだけではなく、必要なときにいつでも反応できるようにかすかに微動しています。眼の筋肉も例外ではなく、眼の位置は筋肉によって定められているし、眼が焦点を合わせようとするときには、筋肉が作用しているのです。

　そして筋肉が微動しているからこそ、瞬間的な小さな動きにも反応できるわけです。意識的に視点を移動させるということは、この筋肉を訓練するということで、これを習慣づければ緊張は和らぎ、視力回復にも役立つのです。

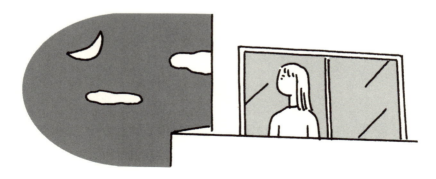

夜空は星の1つひとつをたどるように眺めよう

普段あまり見ることのない遠くの星や月を見ることは、疲れた眼にとっては何よりのリラックス法だといえます。

　星の光は一定であるはずなのに、私たちの眼にはまたたいているように見えるのは、眼の筋肉が微動しているせいなのです。遠い星に焦点を合わせようとすると、筋肉はさらに動きを増すというわけです。遠くの星を見るだけでも筋肉の運動になるし、さらに視点を移動させれば、もっと効果的です。

眼を細めて見る悪影響は大きい

　かすれた文字や、不明瞭な印刷物をどうにか解明しようとするとき、眼を細めたり、眼に力が入ったりします。そのあと、目頭をマッサージしなくてはならないほど、疲れを感じることがあるでしょう。

　こんな無理を続けると、眼は悲鳴をあげてしまいます。

　物を見るという行為は、眼で見るのではなく眼をとおして脳で理解するということです。

　実際に目のまえにあるものはすべて目に映っているはずですが、脳がそれらを捕らえなければ「見る」という行為は成立していないのと同じなのです。

　ところが物を見ようとして力を入れすぎると、眼の筋肉は過度の緊張をおこして、かえって焦点を定められなくなります。そのうえ脳にまで余計な負担をかけるわけですから、疲れてしまうのも当然なのです。

　眼を正常に使っていれば、見るための努力など必要なく、自然に「見る」ことはできるのですが、物を眼で必死に追うように力んでしまうと、眼の機能は次第に低下してしまいます。

　多少の緊張ならば耐えることはできますが、限度を越えると、その負担に耐え切れなくなって、体のあちこちに症状があらわれてきます。

第3章 知らずに眼を悪くしていた恐い常識　151

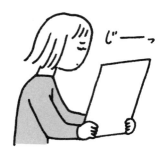
眼を細めて凝視すると、眼は緊張して疲れてしまう

　首筋の疲労感、肩のこり、頭痛、眼のかゆみ、眼やまぶたの炎症、そして視力の低下など、眼の使い方1つで、こんな影響を及ぼすことがあるのです。物を見るときには、楽に映像を捕らえるように、いつでも心掛けることが大事ですね。

不安定な心こそ眼を悪くしていく

　新学期になると、視力の低下を訴える子どもが多いと聞きます。小学校、中学校をとわず、とくに新1年生にその傾向が顕著に見られます。この理由はいくつか考えられますが、一番大きな理由は、環境の変化と、それにうまく対応できないためにおこる、不安や緊張といった心の問題があげられるでしょう。

　近視になった小学校1年生をもつ母親は、「学校に入って急に本を読む機会が多くなったからだ」と思い込んでいることが多いようですが、それはほんの小さな要因かもしれません。
　本を読むときの姿勢が悪かったり、夜ベッドの中で暗いあかりを頼りに本を読んでいたりすれば、もちろん眼にいいわけはありません。しかし、それよりも重大なのは、はじめての学校生活になじめなかっ

たり、大勢の中に放り込まれて不安になってしまう子どももいます。精神的なことも子どもの眼に影響すると知っておきましょう。

　突然環境が変わり、しかもまわりのおとなから「しっかりしなさい」「はやくしなさい」「どうしてみんなと同じことがやれないの」……とせかされると、小さな胸は不安でいっぱいになり、体も心も緊張してしまいます。

　精神の緊張は必ず眼の緊張も引き起こします。もし自分の子どもが視力が低下したと気づいたなら、心の中を心配してあげてください。そしてその中に潜む不安を取り除くことを考えてほしいのです。具体的な眼の治療は、それから考えてもけっして遅くはありません。
「悲しみのために目の前が真っ暗になった」「怒りで何も見えなくなってしまった」

　この中には真実が含まれているのです。心も身体も他の部分に悪影響を与えるものは眼とけっして無関係ではないのですから。

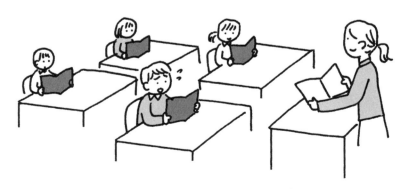

新しい環境で緊張した心と体のケアをこころがけよう

スネーレン試視力表の使いかた

次ページのスネーレン試視力表を自分の眼の高さに合わせ、5フィートから10フィート（下図フィート換算表参照）離れた位置から読む。眼から表までの距離（フィート）を分子に、読めた行をあらわす数字（表の上の数字）を分母にすると、ほぼ日本で用いられている視力と一致する。

たとえば、下から3段目の文字を5フィートの距離から読めたとする。これは5／20ということで、視力は約0.25ということである。

視力表を見るときは、眼を大きく開け、心身の緊張を解き、まず両眼で軽く見る。次に片眼で見るが、ふさいだ方の眼も開けているようにする。

フィート	5 フィート	6 フィート	7 フィート	8 フィート	9 フィート	10 フィート
メートル	1.52 メートル	1.82 メートル	2.13 メートル	2.44 メートル	2.74 メートル	3.04 メートル

フィート	1 フィート	1.5 フィート	2 フィート	3 フィート	4 フィート	5 フィート
メートル	3.28 メートル	4.92 メートル	6.56 メートル	8.20 メートル	9.84 メートル	11.5 メートル

この表は本文中の訓練の際にも使います。
使用方法は、各訓練に指示してありますので参照してください。

70 C B

50 T N O

40 E O P C

30 P Y F V T

20 C E O D F T P

15 K P O L T E B C

10 L E F O P D V C Y T

スネーレン試視力表
このページをコピーして使用してください

【著者紹介】
ハロルド・ペパード

医学博士。1899年カナダ生まれ。

シカゴ眼科大学卒業後、ニューヨークで開業医として眼科診療の腕をふるう。そのかたわらで、眼という重要な器官がメガネに頼るしかない、ということに疑問を抱き、ベイツ博士の眼筋論の研究を一生の課題とした。

「視力は回復しない」という通説に全く反する眼筋論による博士独自の方法で恩恵を受けた患者は数十万人にも及び、アメリカ眼科医界に確固たる地位を築いた。

本書は、大ベストセラーとなった『眼がどんどんよくなる』（小社刊）シリーズを大きいサイズで、より見やすく、実践しやすいように図解した決定版である。

STAFF
本文デザイン・DTP／黒田志麻

本文イラスト
第1〜2章／村山宇希　（ぽるか）
第3章　　／須山奈津希　（ぽるか）

【決定版】眼がどんどんよくなる

2025年4月20日　第1刷

著　　者	ハロルド・ペパード	
訳　　者	高木長祥	
	横山博行	
発行者	小澤源太郎	

責任編集　株式会社　プライム涌光
電話　編集部　03(3203)2850

発　行　所　株式会社　青春出版社
東京都新宿区若松町12番1号　〒162-0056
振替番号　00190-7-98602
電話　営業部　03(3207)1916

印刷　三松堂　　製本　ナショナル製本

万一、落丁、乱丁がありました節は、お取りかえします。

ISBN978-4-413-11416-5 C0047

© Nagayoshi Takagi 2025 Printed in Japan

本書の内容の一部あるいは全部を無断で複写(コピー)することは
著作権法上認められている場合を除き、禁じられています。

青春出版社のA5判シリーズ

超シンプルな青色申告、教えてもらいました！
ずぼらフリーランスもこれなら納得！
藤原道夫／著　中山圭子／著

見るだけ筋トレ
和田拓巳

BTS::ICONS OF K-POP
史上最高の少年たちの物語
エイドリアン・ベズリー／著　原田真裕美／訳

マンガでわかる
敏感すぎる自分を好きになれる本
長沼睦雄／著　高比良育美／マンガ原案　小川かりん／マンガ・イラスト

テック・ストレスから身を守る方法
エリック・ペパー　リチャード・ハーヴェイ　ナンシー・ファース／著
竹林直紀／日本語版監修　中川朋／訳

まんがで学べる！
イ・シウォンの英語大冒険①
人称代名詞編
シウォンスクール／監修　パク・シヨン／監修
イ・テヨン／イラスト　崔樹連／翻訳

まんがで学べる！
イ・シウォンの英語大冒険②
名詞の単数形・複数形
シウォンスクール／監修　パク・シヨン／監修
イ・テヨン／イラスト　崔樹連／翻訳

おかねはどこからやってくる？
みうらこうじ＆キッズ・マネー・スクール／文
Aito／絵

お願い　ページわりの関係からここでは一部の既刊本しか掲載してありません。折り込みの出版案内もご参考にご覧ください。

青春出版社のA5判シリーズ

山崎直子　竹内薫	溝口徹	イ・シウォンスクール／監修　パク・ション／監修 イ・テヨン／イラスト　崔樹連／翻訳	濱栄一	
僕たちはいつ宇宙に行けるのか	**発達障害がよくなる毎日ごはん** その子に合った食べ方がわかる！	**イ・シウォンの英語大冒険③** 動詞編 まんがで学べる！	**「背中やせ筋」7秒ダイエット** 脂肪が勝手に燃えはじめる！	
野中美希／著　市原義文／監修	森由香子／著　川上文代／料理	吉田勝明	本間朝子	
データ分析の教室 問題解決の最初の一歩	**ずっと元気でいたければ60歳から食事を変えなさい** ビジュアル版	**認知症が進まない話し方** 見るだけでわかる！	**60歳からの疲れない家事**	

お願い　ページわりの関係からここでは一部の既刊本しか掲載してありません。折り込みの出版案内もご参考にご覧ください。

青春出版社のA5判シリーズ

リスクに備える最新情報版
大学生が狙われる50の危険
株式会社三菱総合研究所　全国大学生活協同組合連合会、日本コープ共済生活協同組合連合会　奈良由美子

ずっと元気で長生きの秘訣
ウサギの気持ちが100%わかる本
町田修／監修　ウサギぞっこん倶楽部／編

ひといちばい敏感な人のワークブック
エレイン・N・アーロン

THE PATH 一生お金に困らない最短ロードマップ
ピーター・マローク　アンソニー・ロビンズ
レッカー・由佳子／訳

もう天パで悩まない！
あなたのクセ毛を魅力に変える方法
CurlyGirl Rin／著　Hiro／監修

フリーランス・個人事業主の
超シンプルな節税と申告、教えてもらいました！
中野裕哲／著　中山圭子／聞き手

投資1年生でもよくわかる
「株」で稼ぐ5つのコツ
横尾寧子

「毎日パンダ」のはるばる中国旅
また会えたね！シャンシャン
高氏貴博

お願い　ページわりの関係からここでは一部の既刊本しか掲載してありません。折り込みの出版案内もご参考にご覧ください。